Homöopathie
bei Sportverletzungen

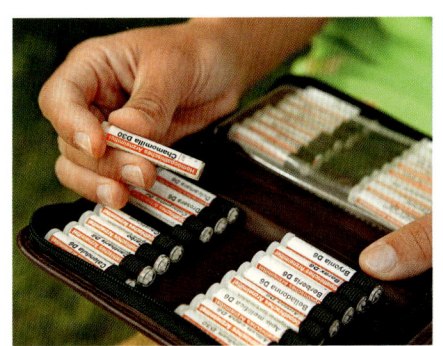

Für den

Fortschritt

Friedrichshain!

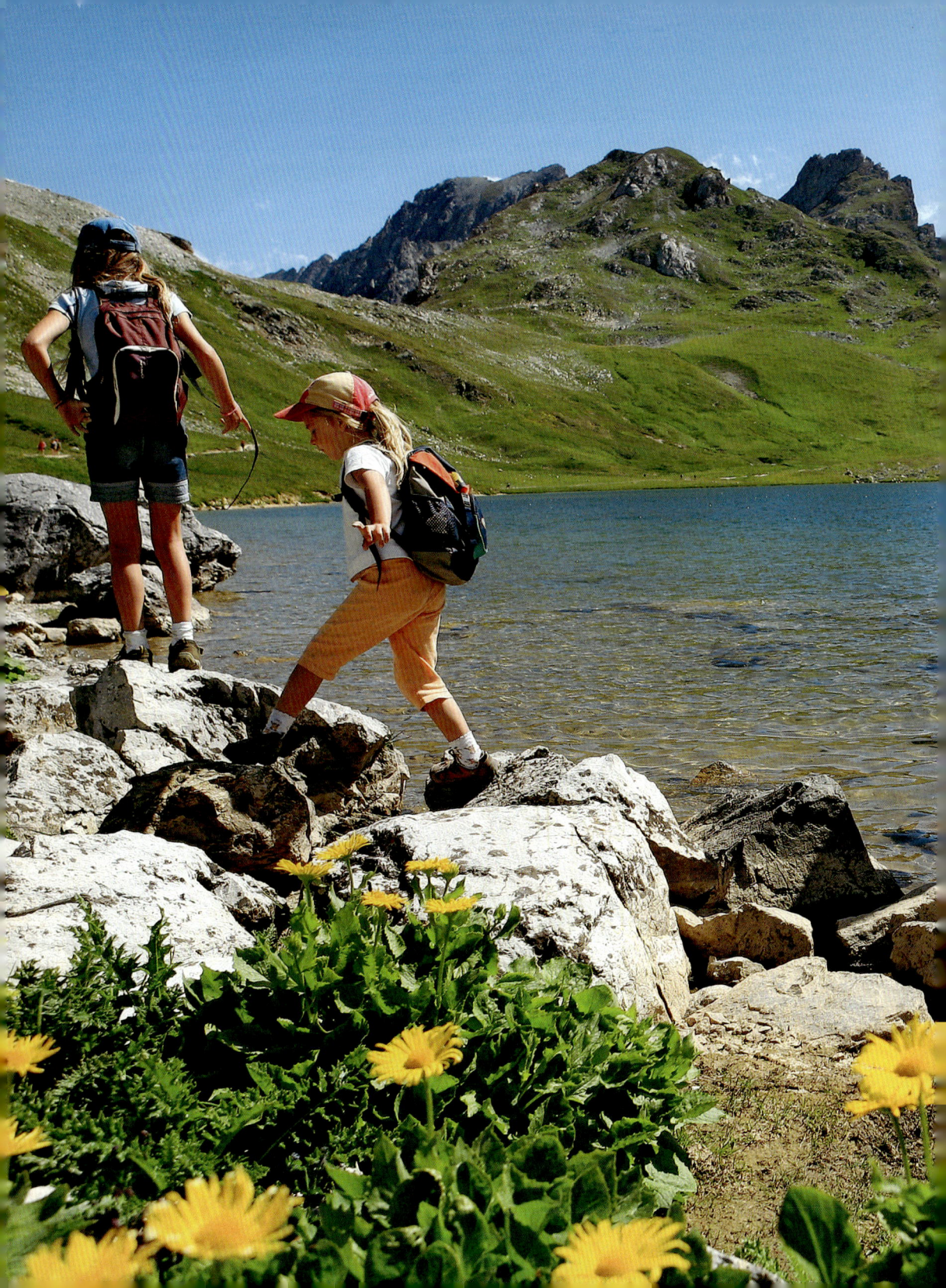

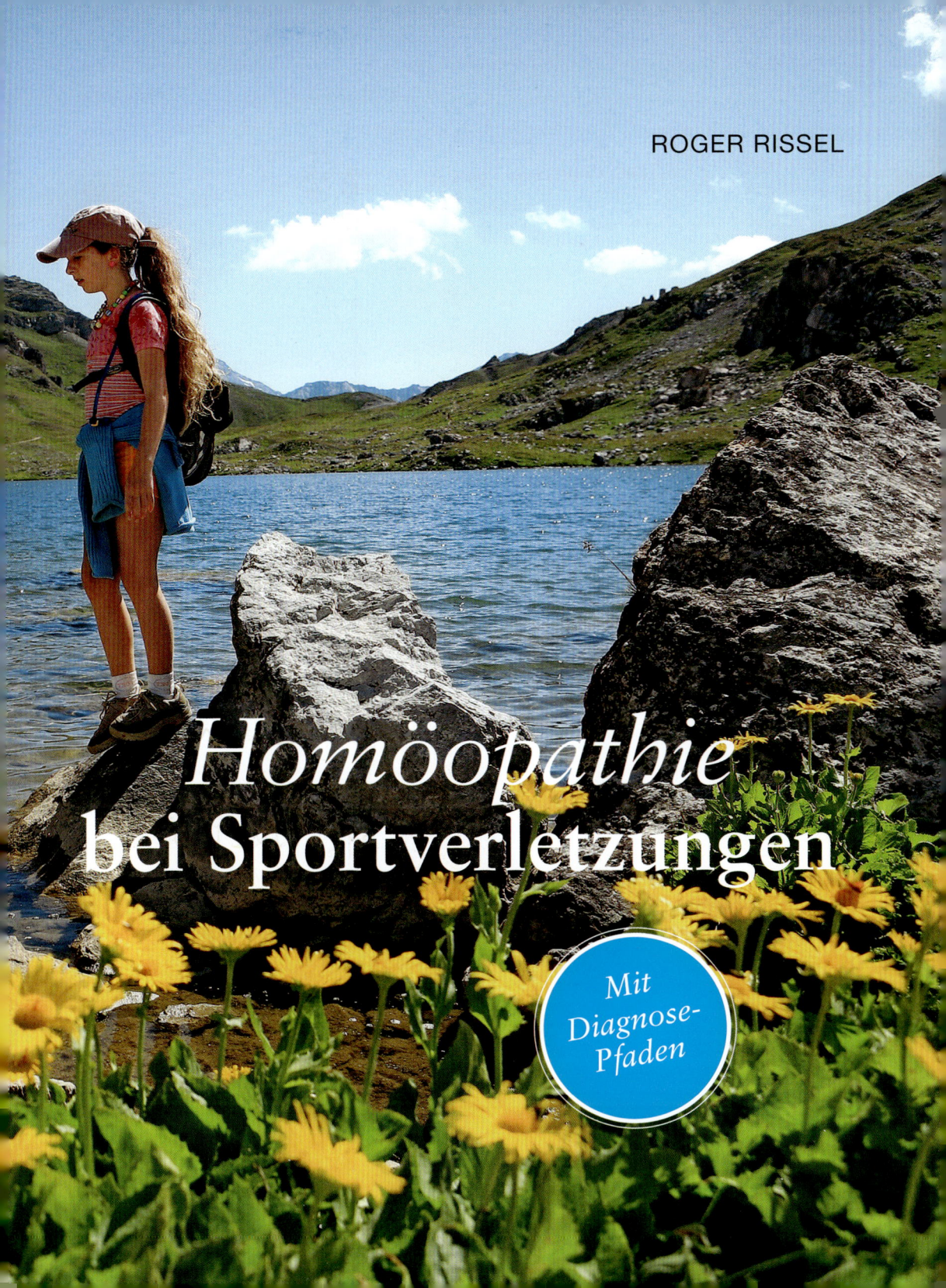

ROGER RISSEL

Homöopathie
bei Sportverletzungen

Mit
Diagnose-
Pfaden

Was Sie in diesem Buch finden

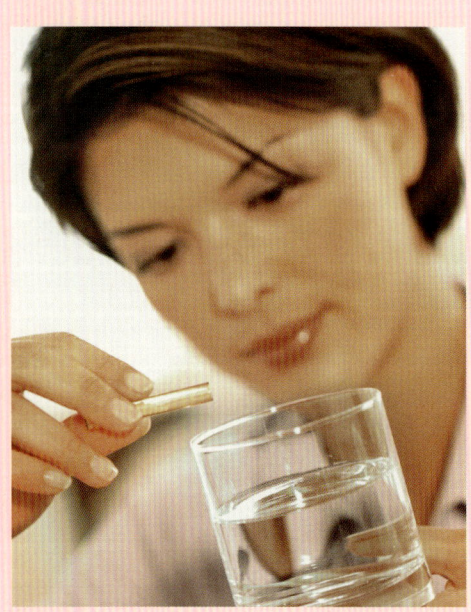

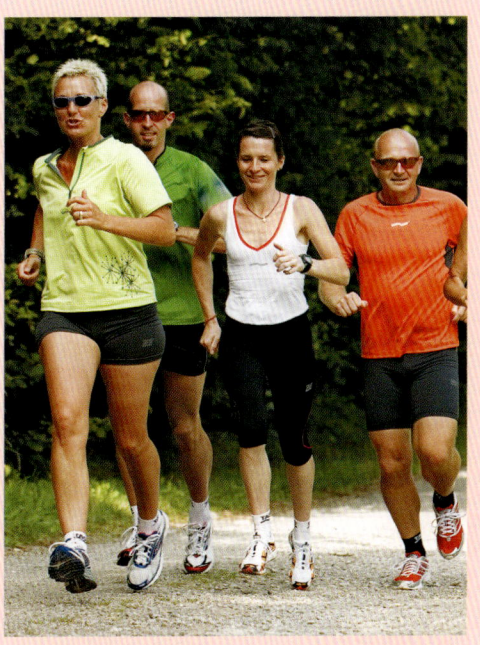

Was nützt die Homöopathie bei Sportverletzungen?

Möglicherweise haben Sie sich das gefragt, als Sie dieses Buch zum ersten Mal in die Hand nahmen.

Körperliche Aktivitäten spielen für die Gesundheit und sogar für die Besserung bei verschiedenen Krankheiten in der Medizin zunehmend eine zentrale Rolle. Wenn es gelingt, Menschen dazu zu bewegen, sich regelmäßig sportlich zu betätigen – sei es durch Wandern, Skaten (Rollerblades), Radfahren, Joggen, Tanzen, Schwimmen, Rudern, Skifahren, Reiten oder in einer der vielen Mannschaftssportarten –, dann ist das in vieler Hinsicht ein Gewinn. Der Stoffwechsel, der Kreislauf und die Durchblutung werden angeregt, und das führt zu mehr körperlichem Wohlbefinden. Auch die Psyche und die geistigen Funktionen werden positiv beeinflusst, was jeder, der regelmäßig Sport treibt, bestätigen kann.

Ganz ohne Nebenwirkungen

Dass beim Sport auch Verletzungen vorkommen können, liegt auf der Hand. Das trübt etwas den Gedanken, dass durch Sport Wohlbefinden und Gesundheit gefördert werden. Das Verletzungsrisiko könnte man als eine unerwünschte Nebenwirkung bezeichnen. Häufig ist eine Pause der sportlichen Aktivitäten notwendig, bis die Blessuren geheilt sind. Viele leichte Verletzungen heilen zum Glück mit der Zeit von allein. Dabei ist natürlich jede

Unterstützung sehr willkommen, die die Schmerzen lindern und den Heilungsprozess fördern kann. Die Selbsthilfe mit Homöopathie, um die es in diesem Ratgeber geht, ist dazu eine ganz ausgezeichnete Möglichkeit.

Im Unterschied zu Behandlungen mit anderen Arzneimitteln sind bei der richtigen Anwendung homöopathischer Arzneien keine unerwünschten Nebenwirkungen zu befürchten, was ein großer Vorteil ist. Deshalb hat die Homöopathie auch schon bei der begleitenden Behandlung von Verletzungen im Profisport Einzug gehalten.

So hat die Umfrage des Sportmediziners Peter Billigmann ergeben, dass fast alle medizinischen Betreuer der deutschen Bundesliga homöopathische Arzneimittel anwenden: »Die Behandlungserfolge können sich sehen lassen, Homöopathika haben praktisch keine Nebenwirkungen und auch beim Thema Doping sind wir auf der sicheren Seite.«

Wie Ihnen dieser Ratgeber helfen kann

Damit Sie das Potenzial der Homöopathie für sich selbst erfolgreich nutzen können, ist es sehr wichtig, einige grundlegende Dinge zu dieser faszinierenden Behandlungsmethode zu kennen.

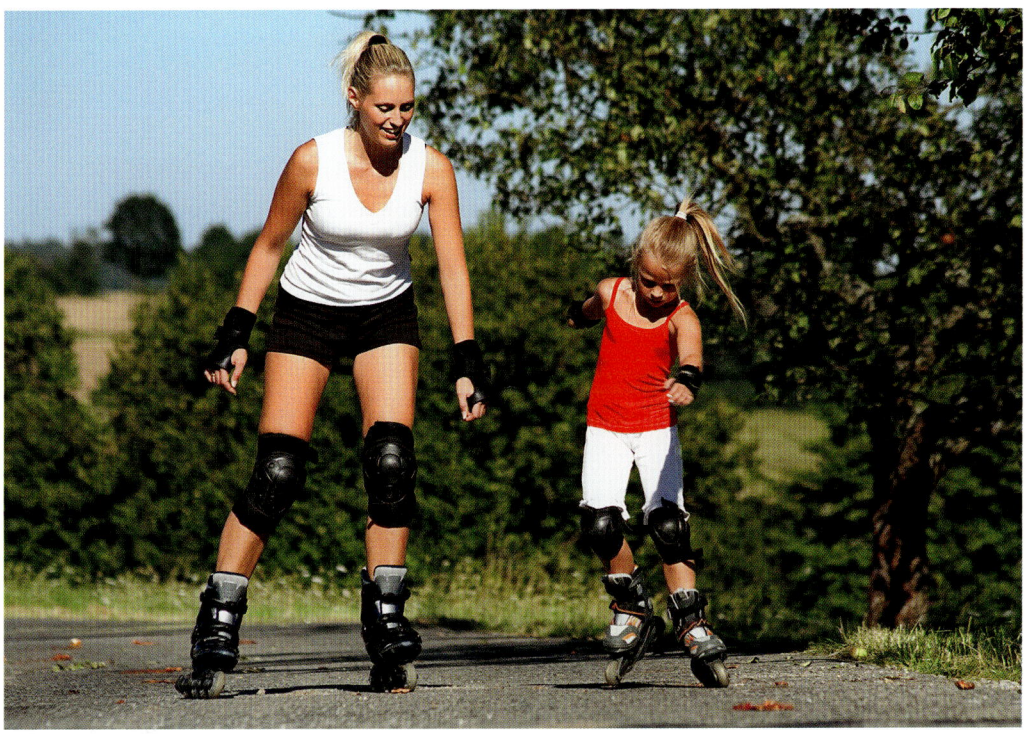

Inlineskating erfreut sich großer Beliebtheit auch schon bei den Kleinen. Damit die Freude daran nicht getrübt wird, ist Schutzkleidung wichtig. Aber auch an einen Schutzhelm sollte dabei gedacht werden.

Dieses Buch erläutert Ihnen die Grundlagen der Homöopathie in bündiger Form und macht Sie auf die Besonderheiten beim praktischen Einsatz aufmerksam.

Sie erfahren, wie Sie im einzelnen Fall die geeignete Arznei finden und wie Sie diese dann auch richtig anwenden, um den größtmöglichen Behandlungserfolg zu sichern. Auch wird Ihre Aufmerksamkeit darauf gelenkt, wo die Grenzen der Selbstbehandlung liegen und wann Sie fachkundige Hilfe hinzuziehen sollten.

Das Buch ist so aufgebaut, dass Sie die Homöopathie in der Selbstbehandlung von Sportverletzungen leicht anwenden können. Besonders hilfreich sind die sogenannten Diagnosepfade und Tabellen, die Ihnen bei der Wahl eines homöopathischen Arzneimittels helfen.

Anhand dieses Ratgebers kann die Homöopathie Ihnen und Ihren Kindern helfen, Ihre sportlichen Aktivitäten nach Verletzungen so schnell wie möglich wieder aufzunehmen und damit die Freude am Sport wieder zu genießen.

Ihr Roger Rissel

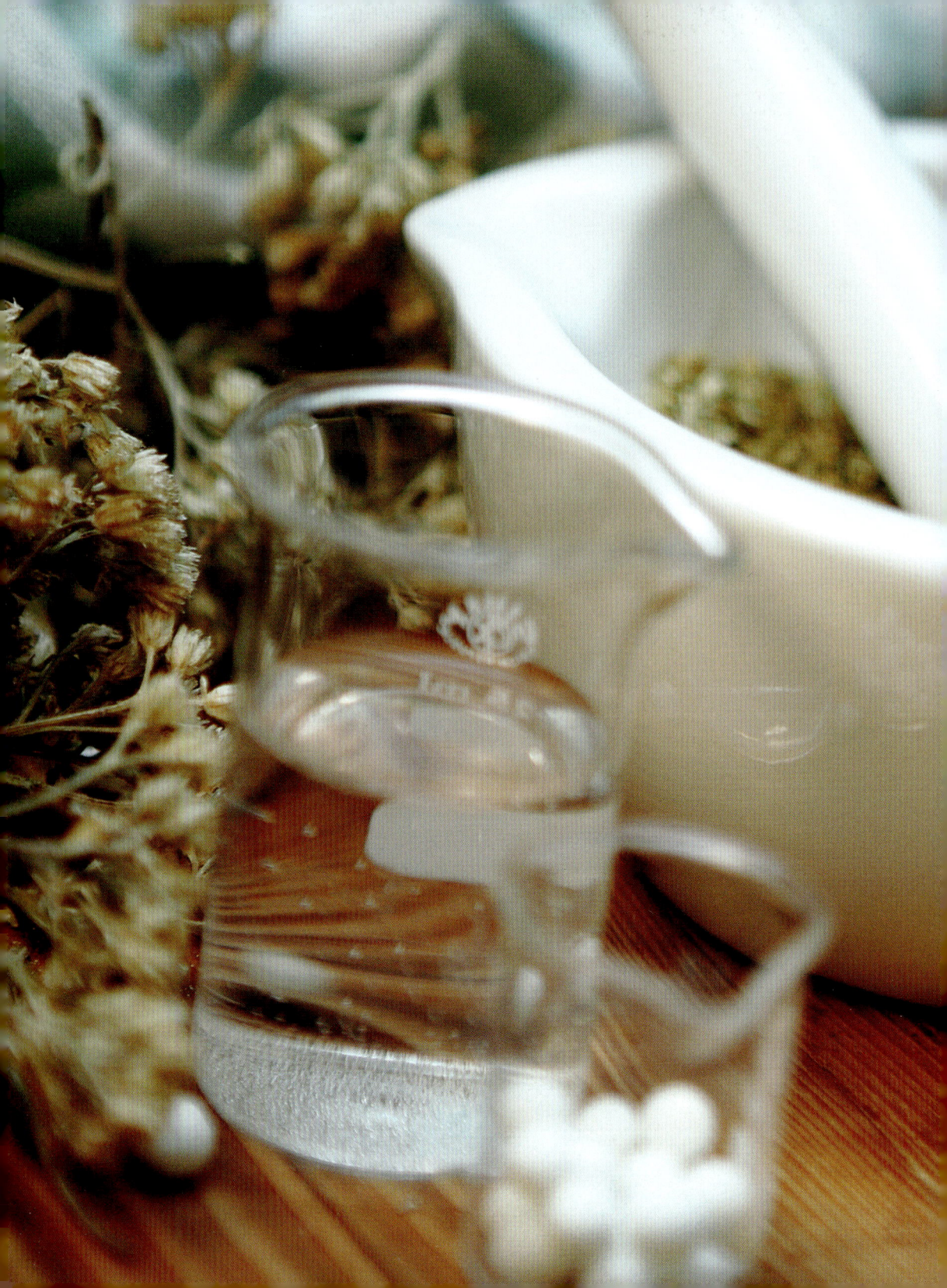

Wie Ihnen Homöopathie bei Verletzungen hilft

Die verschiedenen Sportarten bergen unterschiedliche Verletzungs-

gefahren. Damit Sie die Homöopathie im Verletzungsfall sinnvoll einsetzen

können, sollten Sie sich zuerst über die Grundlagen dieser besonderen

Behandlungsmethode informieren. Weiter erfahren Sie, wie Sie praktisch

vorgehen müssen, um die Homöopathie erfolgreich anzuwenden.

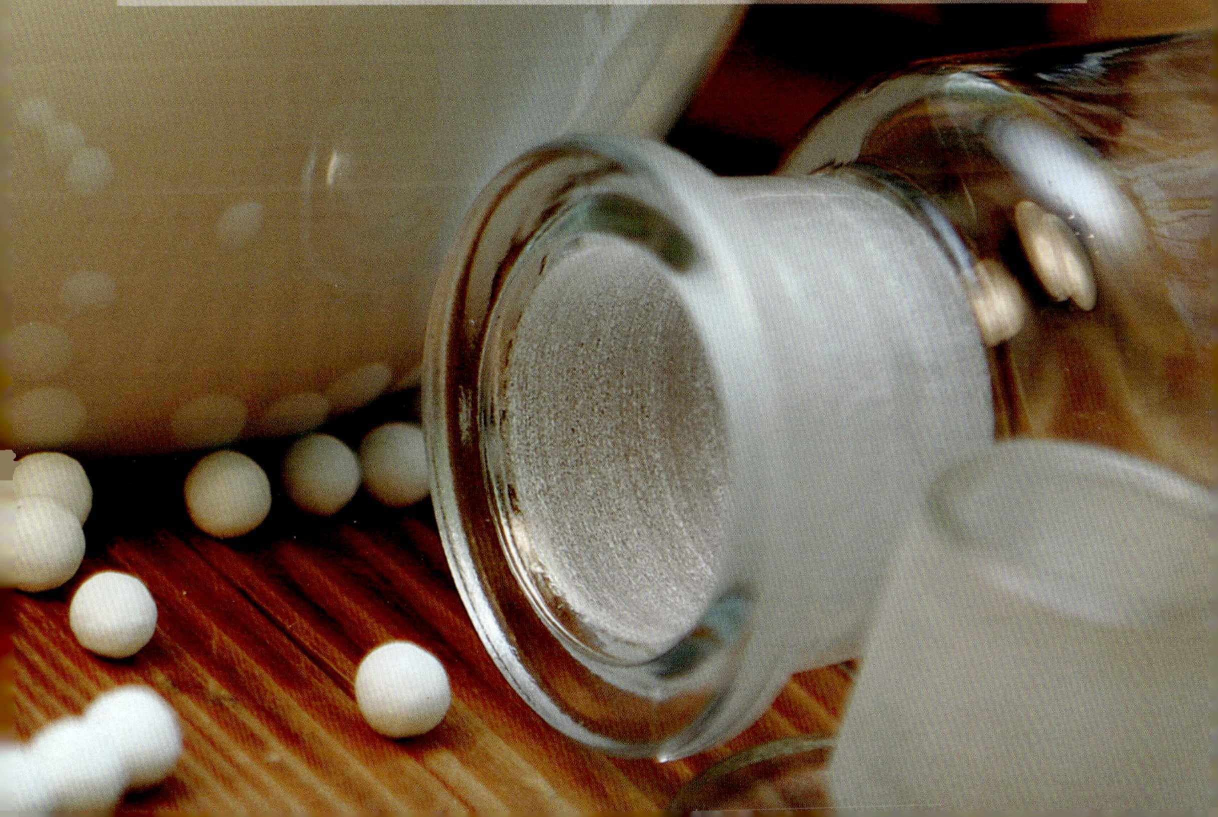

Grundlegendes zur Homöopathie bei Sportverletzungen

Immer und überall im Leben kann man sich verletzen. Dies gilt auch für Ihre sportlichen Aktivitäten. Je nachdem welchen Sport Sie treiben, kann das Risiko einer Blessur sogar deutlich erhöht sein. Die Mannschaftssportarten wie Handball, Basketball, Volleyball, Hockey oder Fußball haben aufgrund der Zweikämpfe und der Fouls ein ganz erhebliches Verletzungsrisiko. Aber auch beim Wandern können Verletzungen auftreten, die den Spaß an der Bewegung in der Natur deutlich einschränken. Denken Sie an die schmerzhaften Blasen an Fersen und Zehen oder an einen verstauchten Fuß, wenn Sie etwa auf unebenem Boden umgeknickt sind. Auch Dauerläufer kennen diese Probleme. Bei Sport am Wasser und in den Bergen ist zudem an eine Schädigung durch starke Sonneneinwirkung zu denken, die zu Sonnenbrand oder Hitzschlag führen kann. Ebenso kann eine Überanstrengung – zum Beispiel bei der Vorbereitung zu Wettkämpfen oder bei Wettkämpfen selbst – als Verletzung aufgefasst und, falls nötig, auch behandelt werden.

Sie sollten immer daran denken, dass Vorbeugen besser ist als Heilen. Auch wenn Homöopathie eine gute Hilfe bieten kann, ist es natürlich sinnvoller, schon im Vorfeld auf eine gute Ausrüstung zu achten, zu der auch die Schutzkleidung zählt. Übertriebene Anstrengungen sollten immer vermieden werden und auch beim Training darf es nicht zu Überbelastungen

kommen. Ein sinnvoll aufgebautes Training vermeidet solche Überforderungen, und ein gut trainierter Körper kann die Anstrengung in Wettkampfsituationen besser verkraften. Kommt es dennoch zu Verletzungen oder anhaltenden Beschwerden durch eine Überbelastung, kann die Homöopathie eine wertvolle Hilfe sein. Um diese Heilmethode wirkungsvoll nutzen zu können, ist es gut, einige wichtige Fakten zu kennen.

Was ist Homöopathie?

Sie haben sicher schon davon gehört, dass in der Homöopathie Arzneimittel nach der »Ähnlichkeitsregel« ausgesucht und angewendet werden. Was bedeutet das? In der Homöopathie wird ein Arzneimittel gesucht, das genau die Beschwerden, die gelindert werden sollen, hervorrufen kann. So erklärt sich auch der Begriff »Homöopathie«. Er setzt sich aus den griechischen Worten »homoion« = »ähnlich« und »pathos« = »Leiden« zusammen.

Dies mag auf den ersten Blick ungewöhnlich erscheinen. Die Praxiserfahrungen dienen jedoch schon seit 200 Jahren als Beleg dafür, dass auf diese Weise gewählte Arzneimittel – wenn sie richtig dosiert werden – sanft und schnell umfassende Besserungen bewirken können. Nicht umsonst nimmt die Behandlung mithilfe der Homöopathie in den letzten

Jahrzehnten stetig zu und findet auch bei immer mehr Ärzten aus dem »schulmedizinischen« Bereich Anerkennung.

Um ein Arzneimittel bei Verletzungen nach der Ähnlichkeitsregel auswählen zu können, bedarf es zweier Voraussetzungen:

- der genauen Kenntnis der Beschwerden;
- der genauen Kenntnis der Arzneiwirkungen am Menschen.

Genaue Kenntnis der Beschwerden

Um die Beschwerden genau erfassen zu können, müssen die Symptome erkannt und beobachtet werden, die durch die Verletzung aufgetreten sind. In der Homöopathie bilden die möglichst genau beschriebenen Symptome die Grundlage, um ein homöopathisches Arzneimittel sicher auswählen zu können. Dabei spielen sowohl die Symptome des Körpers als auch die Veränderungen in Gemüt und Geist, soweit sie deutlich erkennbar sind, eine große Rolle.

So kann Ihnen zum Beispiel auffallen, dass die Schmerzen bei jeder noch so kleinen Bewegung verschlimmert werden und das Halten mit der Hand oder Liegen auf der schmerzenden Stelle eine Besserung bewirkt. Oder Sie stellen fest, dass die Schmerzen sich stechend, wie zerrissen oder wie zerschlagen anfühlen. Ein wichtiger Hinweis wäre auch, wenn Sie eine Unruhe spüren, die Sie nachts nicht gut schlafen lässt. Möglicherweise beobachten Sie auch, dass Sie im Bereich der Verletzung ein Kältegefühl spüren oder dass die Schmerzen von der verletzten Körperstelle aus in die Umgebung ausstrahlen.

Es fällt heute zunehmend auf, dass Menschen sich schwer damit tun, die Beschwerden, die sie an sich wahrnehmen, genau zu beschreiben. Wir sind aus der Übung gekommen, da dies bei einem Arztbesuch häufig auch gar nicht notwendig ist. Homöopathen sind auf solche Angaben aber angewiesen, um eine Arznei sicher bestimmen zu können. Wenn Sie sich mit Homöopathie selbst behandeln wollen, werden Sie Ihre Selbstbeobachtung schulen und auch die Ihrer Kinder. Das wird Ihnen mit der Zeit das Auffinden eines passenden Arzneimittels erleichtern. Und wenn einmal der Besuch beim Homöopathen erforderlich ist, wird dies auch seiner Arbeit zugute kommen.

Des Weiteren kann die verletzte Körperstelle selbst Hinweise auf bestimmte Arzneimittel geben, je nachdem welche Körpergewebe besonders betroffen sind. Bei der Anwendung der homöopathischen Arzneimittel fiel auf, dass einzelne Arzneien eine besondere Wirkung beispielsweise auf die Sehnen und Bänder, die Knochen, die Knochenhaut oder die Gelenkkapsel entfalten können.

Diese vielfach bestätigten Erfahrungen aus 200 Jahren Homöopathie kommen Ihnen bei der Selbsthilfe als bewährte Arzneiempfehlungen zugute.

Genaue Kenntnis der Arzneiwirkungen

Es ist allgemein bekannt, dass giftige Stoffe Wirkungen auf den Menschen haben. Nach der Einnahme oder nach dem Kontakt mit diesen Stoffen treten Beschwerden auf, die als Vergiftungssymptome bezeichnet werden.

In den medizinischen Schriften sind die Wirkungen von Pflanzen, Mineralien, Metallen und tierischen Stoffen beschrieben, die versehentlich von Menschen eingenommen, aus medizinischen Gründen angewendet oder gar mit schädlicher Absicht verabreicht wurden, beispielsweise um jemanden zu töten.

Es sind aber nicht nur giftige Stoffe, die Wirkungen auf den Menschen haben, sondern auch Pflanzen wie Arnica oder Gänseblümchen sowie Mineralien und andere Stoffe, die nicht giftig sind, können Arzneiwirkungen entfalten. In der Homöopathie sind die aus alten Zeiten bekannten Wirkungen der Arzneimittel durch Erkenntnisse aus der gezielten Einnahme von Arzneistoffen (homöopathische Arzneimittelprüfung) ergänzt worden. Durch die homöopathische Behandlung von kranken oder verletzten Menschen mit diesen Arzneien – also aus den Erfahrungen der praktischen Anwendung – kamen schließlich noch weitere Erkenntnisse hinzu.

Ein Beispiel zur Verdeutlichung

Bei der homöopathischen Arzneimittelprüfung (HAMP) der Pflanze Arnica montana (Bergwohlverleih, Fallkraut) sind bei gesunden Menschen, wenn sie diese Arznei in ausreichend hoher Dosierung einnahmen, Symptome aufgetreten, die den Beschwerden nach einer Quetschung oder einem stumpfen Schlag auf den Körper sehr ähneln. So haben die Prüfer vielfach ihre nach der Einnahme von Arnica aufgetretenen Beschwerden mit Worten »wie zerschlagen« oder »wie verprügelt« bezeichnet und eine Verschlimmerung der Schmerzen durch Bewegung oder Erschütterungen beobachtet. Ebenso haben sie eine Verschlimmerung durch Berührung bemerkt, die zum Teil so weit ging, dass sogar Angst vor einer Berührung bestand.

Arnica ist das häufig angezeigte homöopathische Arzneimittel bei stumpfen Verletzungen und bewirkt hier rasche Schmerzlinderung, Abschwellung und eine Beschleunigung der Heilung. Auch Blutergüsse bilden sich zusehends zurück.

Diese Anwendung von Arnica ist schon vor der Homöopathie bekannt gewesen, worauf der Name Fallkraut für diese Pflanze hindeutet. Arnica wird auch in der Pflanzenheilkunde bei Verletzungen eingesetzt. Das Besondere bei der homöopathischen Verordnung liegt darin, dass Arnica hier nicht alleine aufgrund der Erfahrung, sondern wegen der genauen Übereinstimmung der Beschwerden mit den Arzneiwirkungen eingesetzt wird. Wie im Kapitel »Von der Verletzung zur Arznei« zu sehen sein wird, kommen je nach Beschwerdebild und auch im Hinblick auf die verletzte Körperregion oder die beschädigten Gewebe noch andere Arzneien neben Arnica in Betracht. Sie können auf die Anwendung von

Ähnlichkeitsregel

Zur homöopathischen Behandlung wird diejenige Arznei benötigt, von der Wirkungen auf den Menschen bekannt sind, die den zu behandelnden Beschwerden möglichst ähnlich sind.

Arnica folgen oder sogar als Erste ausgewählt werden.

Dies ist ein Beispiel dafür, wie die Arzneiwahl in der Homöopathie funktioniert. Die Beschwerden, die Arnica bei sensiblen gesunden Menschen hervorrufen kann, heilt sie genauso bei einer entsprechenden Verletzungssymptomatik.

Erklärung der Heilwirkung

Wie die Heilwirkung genau zustande kommt, welche physiologischen Mechanismen sich bei der Anwendung der homöopathisch gewählten Arznei abspielen, ist bis jetzt noch nicht geklärt. Deshalb bedient man sich der Vorstellung, dass mit der Arznei die beim Menschen bestehenden Beschwerden in ähnlicher Weise künstlich noch einmal erzeugt werden. Diese durch die Arznei hervorgerufenen, kaum wahrnehmbaren Symptome vermögen die Beschwerden, unter denen ein Patient leidet, zu beseitigen und sie so zu heilen.

Vielleicht kann der folgende Sachverhalt diese Vorstellung stützen. Was tun viele Menschen ganz spontan, wenn sie sich gestoßen haben und einen heftigen Schmerz empfinden? Ja, sie reiben die verletzte Stelle mit der Hand. Dadurch wird der Schmerz gelindert. Erkenntnisse aus der naturwissenschaftlichen Forschung legen nahe, dass an bestimmten Stellen im Nervensystem die Weiterleitung von Schmerzempfindungen beeinflusst werden kann. So beeinflusst der Berührungsreiz durch das Streichen mit der Hand die Schmerzempfindung im Sinne einer Besserung.

Analog kann der homöopathische Arzneireiz verstanden werden. Er ist ja in der Lage, eine ähnliche Beschwerde künstlich auszulösen, wodurch die natürlichen, durch die Verletzung ausgelösten Beschwerden beeinflusst werden sollen.

Die Notwendigkeit der »kleinen Gaben«

Wie aber gelingt es, dass von den vielen Symptomen, die eine Arznei hervorbringen kann, bei der Behandlung von Beschwerden nur diejenigen wirksam werden, die genau diesen Beschwerden entsprechen? – Es sind, um bei unserem Beispiel zu bleiben, von der Arznei Arnica viele weitere Wirkungen bekannt, die in keinem erkennbaren Zusammenhang mit Verletzungen stehen, so zum Beispiel Husten und Beschwerden im Bereich der Verdauung.

Dies wird durch eine möglichst kleine Dosis der homöopathischen Arznei erreicht. Erklären kann man das damit, dass erkrankte Organe oder Teile des Körpers eine höhere Empfindlichkeit haben und besonders gut auf die Arznei ansprechen und so gerade die notwendigen – gewünschten – Wirkaspekte zum Tragen kommen, während alle anderen Wirkungen schweigen. Wird eine zu große Menge Arznei gegeben, können die nicht benötigten Wirkungen sich als neue Beschwerden zeigen. Die Heilwirkung wird damit möglicherweise sogar gefährdet. Eine weitere Beobachtung bei der Anwendung zu großer Gaben ist eine Verstärkung der zu behandelnden Beschwerden statt deren rasche Besserung.

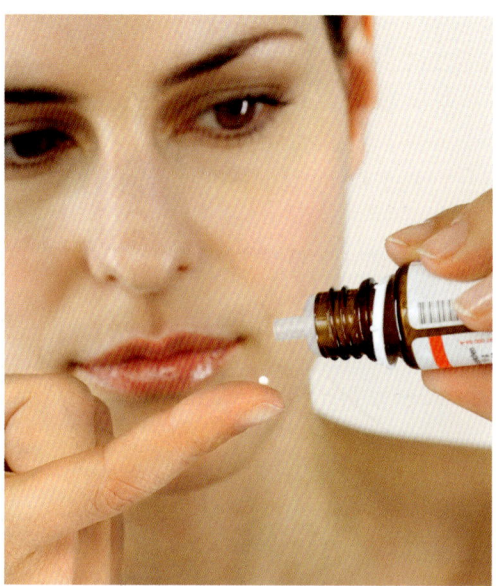

Ein einziger Globulus der homöopathischen Arznei ist in der Regel eine ausreichend große und sanft wirkende Gabe.

In der Praxis ist eine kleine Gabe ein einziger kleiner Globulus – oder sogar nur ¼ oder ½ Teelöffel aus einer Auflösung eines Globulus in einem halben Glas Wasser (siehe Seite 21 »So wird richtig dosiert«).
Diese Zusammenhänge wurden schon von Samuel Hahnemann (1755–1843) – dem Be-

gründer der Homöopathie – beobachtet und in seinen Behandlungsanweisungen festgeschrieben. Gut ausgebildete Homöopathen beachten sie und finden sie bestätigt. Leider werden andere Ratgeber zur Selbstbehandlung mit Homöopathie dieser entscheidenden Bedeutung der kleinen Gaben nicht immer gerecht.
Bedenken Sie Folgendes: Je homöopathischer eine Arznei ist, das heißt, je besser sie auf die Beschwerden passt, desto wichtiger ist es, die kleinen Gaben zu beachten. Wenn eine Arznei wenig homöopathisch ist, kann es gut sein, dass erst größere Gaben eine erkennbare Wirkung zeigen. Alleine schon aus Gründen der Sorgfalt ist es deshalb notwendig, eine Behandlung zuerst mit einer kleinen Gabe der gewählten Arznei zu beginnen.

Bedeutung der kleinen Dosis

Die Anwendung kleiner Gaben verhütet in der Homöopathie Verschlimmerungen – denn dazu kann es wegen der Ähnlichkeit der Wirkungen möglicherweise kommen – und es treten keine Nebenwirkungen (unerwünschte Wirkungen der Arznei) auf.

Was bedeuten die Potenzen?

Das Potenzierungsverfahren wird häufig in einen Zusammenhang mit den kleinen Gaben gebracht oder damit verwechselt. Beim Potenzieren werden die Arzneien schrittweise nach festgesetzten Regeln mit Milchzucker verrieben oder mit Alkohol-Wasser-Gemischen verdünnt und verschüttelt.
So wird bei der Herstellung der Arznei Arnica 1 Topfen der Urtinktur (alkoholischer Pflanzenauszug) zu 99 Tropfen Äthanol-Wasser-Gemisch gegeben und in einem höchstens zu zwei Drittel gefüllten Fläschchen 10-mal kräftig auf einen elastischen Untergrund gestoßen. So erhält man Arnica C 1.
Aus der C 1 ein Tropfen wieder in 99 Tropfen Äthanol-Wasser-Gemisch und wieder 10-mal

geschüttelt ergibt die C 2 und so weiter bis zur C 30. Durch dieses Verfahren werden ursprünglich giftige Substanzen wie etwa der Giftsumach (Rhus toxicodendron) zu einem ungiftigen, gut wirksamen Heilmittel für die homöopathische Therapie.

Es ist zu beachten: Auch bei höheren Potenzstufen (etwa bei einer C 30), in denen wissenschaftlich bzw. labortechnisch keine Wirksubstanzen mehr nachgewiesen werden, gilt, dass von diesen Arzneilösungen kleine Gaben angewendet werden müssen, um eine schnelle und sanfte Besserung zu erzielen. Zum besseren Verständnis dessen, was beim Potenzieren passiert, sei hier eine Beobachtung angeführt, die schon Hahnemann bei der Entwicklung dieses Verfahrens gemacht hat. Durch das Schütteln oder das Verreiben wirkt die Arznei kräftiger auf den kranken Organismus. Damit die Arzneien nicht zu stark werden, ist ein Verdünnungsschritt notwendig, der die Stärke herabmildert und dann weitere Schüttelschläge möglich macht. Neben der hier beschriebenen Herstellung der C-Potenzen stehen in der Homöopathie auch D- und LM- Potenzen (auch als Q-Potenzen bezeichnet) zur Verfügung. Bei den D-Potenzen ist der Verdünnungsschritt nur 1:10 und es werden wie bei den C-Potenzen 10 Schüttelschläge gegeben. Bei den LM(Q)-Potenzen wird von einer Arzneiverreibung der C 3 ausgehend 1:50 000 verdünnt und es werden 100 Schüttelschläge durchgeführt. Von diesen verschiedenen Potenzarten sind alle Potenzen – von der D 4, C 3 und LM 1 an bis zur jeweils 30. Potenzstufe – für die Selbstbe-

Potenzierung

Durch das Potenzierungsverfahren stehen verschiedene Potenzstufen eines Arzneimittels zur Verfügung, die – ohne heftige Reaktionen zu verursachen – alle die notwendige Wirksamkeit haben, völlig unabhängig von dem wägbaren Anteil an Arzneistoff.

handlung geeignet. Ein Unterschied zwischen hohen (30.) und niedrigen (6.) Potenzstufen wird in einer verschieden langen Wirkungsdauer gesehen. Die Wirkungsdauer einer homöopathischen Arznei ist allerdings immer auch vom einzelnen Fall abhängig. Die Anwendung von Potenzstufen über die 30. hinaus soll gut ausgebildeten Homöopathen vorbehalten bleiben.

Sie können also ohne Weiteres die homöopathischen Arzneimittel, die Sie schon zu Hause haben, anwenden und müssen sich nicht erst eine bestimmte empfohlenen Potenzstufe oder Potenzart (D, C, LM) besorgen. Haben Sie ein benötigtes Arzneimittel noch nicht in Ihrem Vorrat und die Apotheke muss es bestellen, können Sie sich für eine C 30 entscheiden, denn diese häufig angewendete Arzneipotenz kann rasch beschafft werden.

Individuelle Empfindlichkeit

Neben den angeführten Überlegungen zur Notwendigkeit kleiner Gaben muss noch ein weiterer Aspekt bedacht werden: die individuelle Empfindlichkeit des einzelnen Menschen.

Dazu machte Hahnemann in der »Gebrauchs-anweisung« der Homöopathie – dem »Organon der Heilkunst« – aufmerksam: »Es giebt Kranke, deren ungemeine Erregbarkeit sich zu der der Unempfänglichsten, wie 1000 zu 1 verhält.« (Organon der Heilkunst, 6. Auflage, 1842, § 281)

Bei der Anwendung der Homöopathie ist also Folgendes zu beachten: Da man im Voraus nicht wissen kann, wie empfindlich ein Mensch auf die homöopathische Arznei reagieren wird, ist es wichtig, die Behandlung mit den kleinsten Gaben zu beginnen. Erst wenn sich zeigt, dass keine Besserung erfolgt, kann zu größeren Gaben (Dosierungen) übergegangen werden.

Arzneiformen

Die gängige Arzneiform in der Homöopathie sind die Globuli. Interessant ist der Grund für ihre Einführung. Die ersten Homöopathen hatten beobachtet, dass selbst ein Tropfen einer bestimmten Arzneipotenz noch zu heftige Wirkungen erzeugte, und sie verordneten deshalb einen halben oder einen kleinen Tropfen. Da dies schwierig und ungenau war, befeuchteten sie eine große Zahl von »Zuckerkügelchen« mit einem Tropfen der Arzneipotenz. So verteilten sie einen Tropfen auf eine große Zahl von Globuli.

Ein einziger Globulus war in der Regel ausreichend, um die Besserung in Gang zu setzen. Dieser Grund für die Einführung der Globuli zeigt noch einmal deutlich, welche große Bedeutung einer vorsichtigen Dosierung beizumessen ist.

Homöopathische Arzneimittel sind auch als Tropfen und Tabletten erhältlich. Aus den beschriebenen Gründen wird klar, dass es sich bei der Dosierung von Tropfen oder Tabletten um eine große Dosis handelt. Deshalb ist es sinnvoll, eine Auflösung von Tropfen oder Tabletten in einem halben Glas Wasser herzustellen. Aus dieser Arzneiauflösung kann dann zum Beispiel ½ Teelöffel als eine verkleinerte Gabe eingenommen werden.

Homöopathische Komplexmittel

Sicher sind Ihnen auch »Komplexmittel« ein Begriff. Aus der Erfahrung heraus, dass einzelne Arzneimittel der Homöopathie bei bestimmten Beschwerden gut gewirkt haben, sind Therapeuten und Arzneimittelhersteller auf die Idee gekommen, diese zusammenzumischen und für eine konkrete Beschwerde anzubieten. Oder wenn sich zeigte, dass verschiedene Arzneimittel auf ein bestimmtes Organ oder Gewebe wirken, wurden diese in einem Präparat zur Behandlung oder Stärkung dieses Organs zusammengemischt. Die gleichzeitige Anwendung mehrerer Arzneimittel macht es so allerdings unmöglich zu erkennen, welche von diesen Arzneien die Besserung bewirkt hat. Denn nur wenn eine einzige Arznei angewandt wurde, kann eine sich deutlich zeigende Wirkung dieser einen Arznei sicher zugeordnet werden. Man könnte sagen, dass es dieser für die Homöopathie notwendige wissenschaftliche Anspruch ist, der die Anwendung immer nur einer Arznei fordert. Auch kann sich ein homöopathisches Komplexmittel einmal mehr und einmal weniger wirksam zeigen. Dies hängt davon ab, ob ein für den jeweiligen Behandlungsfall gut passendes homöopathisches Arzneimittel darin enthalten ist oder nicht. Die Wirkung eines Komplexes kann nicht mit so hoher Sicherheit erwartet werden wie bei der Verwendung eines genau bestimmten einzelnen und passenden homöopathischen Arzneimittels. Wie Sie das jeweils passende Mittel für Ihre Beschwerden finden und sachgerecht anwenden können, erfahren Sie in diesem Ratgeber.

Die homöopathische Taschenapotheke

Es ist natürlich sehr praktisch, über die in diesem Ratgeber genannten Arzneimittel schnell verfügen zu können, wenn Sie sich einmal verletzt haben. Ihre Apotheke kann die benötigte Arznei im Laufe eines Tages beschaffen. Am einfachsten ist es natürlich, wenn Sie sich die in diesem Ratgeber aufgeführten Arzneimittel für Ihre Hausapotheke zulegen, damit Sie sie im Verletzungsfall immer zur Verfügung haben. Wie für alle Arzneimittel muss heute auch für die homöopathischen Arzneien ein Verfalldatum angegeben werden. Die Erfahrung zeigt allerdings, dass zumindest Globuli ab der Potenzstufe C 12 ihre Wirksamkeit lange behalten, wenn sie sorgfältig vor Licht, Feuchtigkeit und Hitze geschützt aufbewahrt werden. Wenn Sie auf einer Wandertour oder einer mehrtägigen Radtour unterwegs sind, ist eine kleine Taschenapotheke, in der die genannten Arzneimittel in kleinen Glasröhrchen enthal-

ten sind, sehr hilfreich, denn Sie können sofort eine passend ausgewählte Arznei einnehmen. Auch für den Urlaub hat sich die Taschenapotheke bewährt.
Solche Taschenapotheken gibt es in verschiedenen Größen für z. B. 10, 12, 24, 32 usw. Glasröhrchen, in die Sie selbst die Globuli aus Ihrem bereits zu Hause vorhandenen homöopathischen Arzneivorrat abfüllen können. Oder Sie lassen sich von Ihrem Apotheker beraten, ob er Ihnen eine schon vom Hersteller ausgerüstete Taschenapotheke bestellen kann oder eine eigene nach Ihren Wünschen bestückt.
Globuli sind die praktischste Arzneiform für die Taschenapotheke. Sie können jede Potenz verwenden (bis zur 30. Potenzstufe, ganz gleich ob D-, C- oder LM[Q]-Potenz), die Sie zu Hause vorrätig haben.

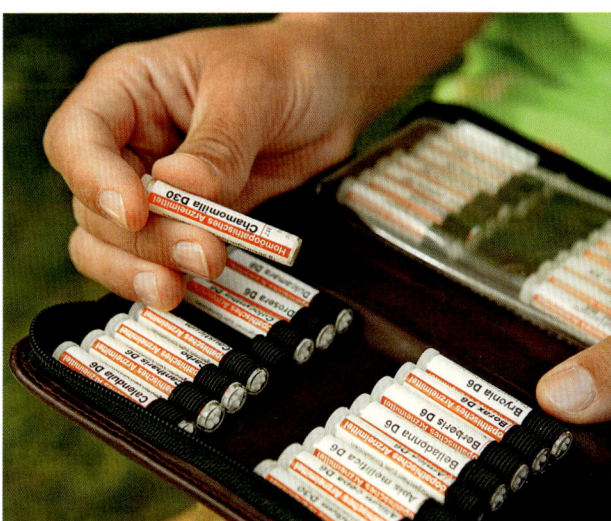

Sehr praktisch ist es, die Arzneimittel zur Selbstbehandlung in einer Taschenapotheke beim Wandern und auf Reisen dabeizuhaben.

Auf den Seiten 52 bis 57 sind Diagnosepfade abgebildet. Wenn Sie diese kopieren und in die Taschenapotheke legen, haben Sie immer eine wichtige Entscheidungshilfe zur schnellen Findung des richtigen Arzneimittels bei der Hand, auch wenn Sie einmal auf Reisen sind und diesen Ratgeber nicht mitnehmen können.

Grenzen der Selbstbehandlung

Seit es die Homöopathie gibt, wurde sie als Heilweise nicht nur von Ärzten angewendet, sondern auch von Pfarrern und Lehrern und im Rahmen der häuslichen Selbsthilfe von Müttern und Vätern, die sich ihr Wissen in Laienvereinen erworben hatten. Heute dürfen nur Ärzte, Heilpraktiker und Hebammen die Homöopathie berufsmäßig ausüben. Auch die Selbstmedikation mit Homöopathie ist sehr gefragt, was auf das zunehmende Gesundheitsbewusstsein und auch auf die Bereitschaft, im medizinischen Bereich mehr Ver-

Selbstmedikation

Unter Selbstmedikation versteht man die eigenverantwortliche Behandlung von leichten Erkrankungen und Verletzungen. Sie kann ausschließlich mit Arzneimitteln erfolgen, die nicht der Verschreibungspflicht unterliegen. Dies trifft auf alle registrierten homöopathischen Arzneimittel ab einer bestimmten Potenzstufe zu (in der Regel ab D 4, C 3 oder LM[Q] 1).

antwortung für sich selbst zu übernehmen, zurückzuführen ist.

Grundkenntnisse über die Homöopathie und ihre Anwendung, wie sie in diesem Ratgeber beschrieben werden, sind eine Voraussetzung für jeden, der sich selbst oder seinen Kindern bei Verletzungen mit Homöopathie helfen will. Ausschlaggebend für einen Therapieerfolg ist die richtige Anwendung der Heilmittel. Daher sind für eine Selbstbehandlung Kenntnisse über einen sachgerechten Einsatz der Homöopathie, die Wirkungen der Arzneimittel und ihre Dosierung eine wichtige Voraussetzung. Die Dosierungsvorschläge der Hersteller sind eine allgemeine Empfehlung und müssen an die individuelle Empfindlichkeit jedes Menschen angepasst werden. Dieser Ratgeber zeigt Ihnen, wie Sie die Homöopathie im Rahmen der Selbstmedikation sachgerecht anwenden. Vielerorts bieten auch homöopathisch behandelnde Ärzte und Heilpraktiker Kurse und Arbeitskreise für Laien an, in denen dies geübt wird.

Bei der Selbstbehandlung ist besondere Vorsicht geboten, damit ernsthaftere Verletzungen nicht übersehen werden. Beobachten Sie die Symptome aufmerksam. Bessern sich die Beschwerden trotz der Selbstbehandlung nicht rasch oder verschlimmern sie sich, ist unverzüglich die Hilfe eines Arztes oder Heilpraktikers in Anspruch zu nehmen. Dies gilt auch, wenn Sie unsicher sind oder sich Sorgen machen. So kann festgestellt werden, ob schlimmere Verletzungen vorliegen, die weitere Maßnahmen nötig machen, oder ob weiterhin eine Selbstbehandlung möglich ist. Dadurch erhalten

Sie sich die notwendige Sicherheit beim eigenen Handeln.

Schwangere sollten bei der Selbstmedikation besonders vorsichtig sein. In der Schwangerschaft besteht häufig eine höhere Empfindlichkeit. Daher müssen die Arzneien besonders sorgsam ausgewählt und dosiert werden. Es ist ratsam, sich mit dem betreuenden Arzt, dem Heilpraktiker oder der Hebamme abzustimmen.

Dasselbe gilt für Kinder und in besonderem Maße für Säuglinge.

Der Weg zu einem guten Homöopathen

Wenn Sie einmal bei der Selbstbehandlung nicht weiterwissen oder für Erkrankungen, die den Rahmen der Selbsthilfe überschreiten, einen Fachmann in Sachen Homöopathie zu Rate ziehen wollen, können Sie sich an einen Homöopathen wenden.

Bei der Suche nach einem Homöopathen können Empfehlungen aus Ihrem Freundes- und Bekanntenkreis hilfreich sein. Dabei sollten Sie beachten, dass viele Menschen nicht wissen, was Homöopathie genau bedeutet, und diese schon mal mit Naturheilkunde verwechseln. Auch wird fälschlicherweise angenommen, dass jeder Heilpraktiker mit Homöopathie behandele. Sie sollten deshalb nachfragen, was der Arzt oder Heilpraktiker anbietet, wie er arbeitet, und sich dies auch bei einer ersten Kontaktaufnahme zur Terminvereinbarung bestätigen lassen. Nennen Sie dabei deutlich Ihr Anliegen, mit Homöopathie

Mein Rat

Denken Sie daran, mit ernsteren Verletzungen oder bei zunehmenden Beschwerden unbedingt einen Arzt aufzusuchen. Dieser kann abklären, ob ärztliche Maßnahmen notwendig sind oder ob Sie sich selbst helfen können.

behandelt zu werden. Dass Sie sich dabei auch über die entstehenden Kosten informieren wollen, ist ganz selbstverständlich.

Möglich ist ebenso die Suche in Branchenbüchern unter den Rubriken Ärzte und Heilpraktiker oder im Internet. Achten Sie dabei darauf, dass die Therapieform »Klassische Homöopathie« angegeben ist. Das »Klassische« sichert, dass Sie nach den Grundsätzen behandelt werden, wie sie in diesem Buch beschrieben sind. Die Deutsche Gesellschaft für klassische Homöopathie (DGKH e.V.) und der Deutsche Zentralverein homöopathischer Ärzte (DZVhÄ e.V.) führen Listen und können Ihnen bei der Suche nach einem Therapeuten helfen. Diese Therapeutenlisten sind zudem im Internet einsehbar. Eine weitere Liste führt die Qualitätskonferenz des Bundes Klassischer Homöopathen Deutschlands (BKHD e.V.).

Die hier genannten Homöopathinnen und Homöopathen haben sich freiwillig zur Qualitätssicherung verpflichtet. Auch hier gilt, dass Sie unmissverständlich Ihren Wunsch äußern, mit klassischer Homöopathie behandelt zu werden.

Die Adressdaten der angegebenen Organisationen finden Sie auf Seite 79.

Erfolgreich selbst behandeln – die praktische Anwendung der Homöopathie

Es ist gar nicht so schwer, die Homöopathie bei Sportverletzungen anzuwenden. Wenn Sie einige grundlegende Regeln beachten, können Sie die Homöopathie wirkungsvoll einsetzen.

Lesen Sie, wie Sie das richtige Arzneimittel finden, dieses richtig anwenden (dosieren) und wie Sie die Wirkung beurteilen. Letzteres ist deshalb besonders wichtig, da sich hier Kriterien für die Entscheidung zeigen, ob weitere Arzneigaben nötig sind oder ob eine andere Arznei angezeigt ist.

Die Erstversorgung von Sportverletzungen

In diesem Buch geht es um die homöopathische Behandlung von Sportverletzungen. Andere wichtige und sinnvolle Maßnahmen, wie etwa die Erstversorgung von Wunden, behalten ihre Bedeutung.

Nur was bessert, ist gut!

Generell gilt, dass alle ergriffenen Maßnahmen dahingehend zu prüfen sind, ob sie die erwartete Besserung bringen. Bewirken sie diese nicht oder verschlimmern sie sogar anhaltend, dürfen sie nicht weiter angewendet werden!

Das Reinigen einer Wunde mit sauberem Wasser, die Anwendung von desinfizierenden Lösungen, ein Pflaster oder ein Verband sind auch dann notwendig, wenn Sie die Homöopathie einsetzen wollen. Ebenso ist das Anlegen einer elastischen Binde, um ein verletztes Gelenk zu stützen, durchaus als erste Maßnahme sinnvoll. Auch das Kühlen einer durch eine Prellung verletzten und schmerzenden Stelle durch das Baden in kaltem Wasser oder durch das Abreiben mit Eis kann erwogen werden. Bei der Anwendung von Eis ist zu beachten, dass nur ein kurzzeitiger Einsatz sinnvoll ist.

Von ganz entscheidender Bedeutung sind richtig ausgeführte »Erste-Hilfe-Maßnahmen« bei ernsteren Verletzungen. Und denken Sie daran, Ihre Kenntnisse durch den Besuch von Erste-Hilfe-Kursen aufzufrischen.

Drei Schritte für die Praxis der Homöopathie

Schritt 1: Die Wahl einer Arznei

Im folgenden Kapitel »Von der Verletzung zur Arznei« finden Sie für die verschiedenen Verletzungen Hinweise auf die entsprechende Arzneimittel. Die Diagnosepfade unterstützen Sie zusätzlich bei der Suche nach der geeigneten Arznei. Je nachdem für welche Verletzung Sie ein Homöopathikum suchen, können Sie auf ein einziges oder mehrere in Frage kommende hingewiesen werden. Lesen Sie stets im Kapitel »Die Arzneimittel und ihre Wirkungen« unter dem entsprechenden Mittel nach. Dann werden Sie sehen, ob die Arznei wirklich den Beschwerden, bei denen Sie sich selbst helfen wollen, ähnlich ist. Stehen zwei verschiedene Arzneimittel zur Wahl, werden Sie beim Studium der Wirkungen erkennen, welche der beiden die größere Ähnlichkeit mit den zu behandelnden Beschwerden hat. Dieses wenden Sie dann als erstes an.

Schritt 2: So wird richtig dosiert
Dosierung der ersten Arzneigabe
Die erste Gabe der homöopathischen Arznei ist ein einziger Globulus, der trocken in den Mund genommen wird und dort bis zum Auflösen verbleiben soll (Wangentasche oder unter der Zunge).
Bei bekannterweise sehr empfindlichen Menschen sollte besser ein Globulus in einem halben Glas Wasser aufgelöst werden, um daraus ¼ Teelöffel voll einzunehmen (etwa 1 ml).

Dosierung weiterer Arzneigaben
Eine Wiederholung der Arznei sollten Sie an der Reaktion auf die erste Arzneigabe festmachen! Sind weitere Arzneigaben nötig, ist es besser, statt wiederum einen Globulus einzunehmen eine Auflösung der Arznei herzustellen (siehe Kasten »Modifizieren«, Seite 22) und nach etwa 10-maligem Umrühren daraus ½ Teelöffel voll einzunehmen. Dies ist besonders dann angeraten, wenn schon nach kurzer Zeit (innerhalb weniger Stunden oder eines Tages) eine weitere Arzneigabe nötig ist.

Weniger ist sicherer

Diese Angaben zur Dosierung der homöopathischen Arznei liegen deutlich unter sonst genannten Empfehlungen von dreimal täglich 5 Globuli oder mehr. Die Erfahrung aus der Praxis zeigt, dass eine solche Dosierung oft viel zu hoch ist und empfindliche Menschen eine Zunahme ihrer Beschwerden beobachten. Mit der Anwendung eines Globulus und dem Wissen um die Beurteilung der Reaktion darauf (siehe unten) sind Sie auf der sicheren Seite und gefährden nicht den Therapieerfolg.

Diese Lösung kann drei Tage aufbewahrt und davon jeweils nach kräftigem Umrühren wieder eine Gabe eingenommen werden.

Schritt 3: Die Reaktionen auf die Arzneigabe
Möglichkeit 1: Besserung
Nach einer offensichtlich gut wirkenden Einzelgabe wartet man auf deutliche Hinweise, die das Ende der Wirkung anzeigen. Wenn Sie feststellen, dass die Besserung nicht weiter fortschreitet oder dass die Schmerzen wieder deutlich zunehmen, dann ist die Gabe zu wiederholen. Die Praxis zeigt, dass häufig eine einzige Gabe ausreichend ist.

Möglichkeit 2: Keine erkennbare Wirkung
Fehlt eine deutlich erkennbare Reaktion, ist also keine Besserung zu sehen, muss in angemessenem Abstand (abhängig von der jewei-

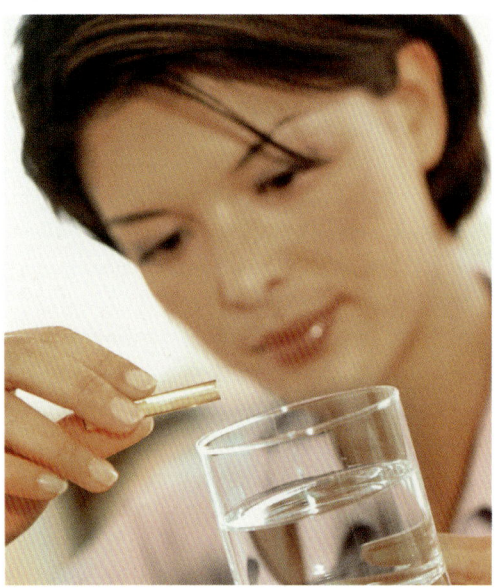

Eine wichtige Form der Dosierung ist die Auflösung eines Globulus in Wasser und das Einnehmen eines Teiles davon.

Modifizieren

Sorgfältige Beobachtungen bei der praktischen Anwendung der Homöopathie haben Folgendes gezeigt: Wurden Arzneigaben in kürzeren Abständen gegeben (etwa nach 2 Stunden oder auch nach 1 bis 2 Tagen), zeigten sich teilweise ungünstige Wirkungen. Es erwies sich als besser, sie in etwas veränderter Weise – modifiziert – einzunehmen. Dazu ist eine Arzneiauflösung aus 1 Globulus in einem halben Glas Wasser herzustellen. Zur Modifizierung rührt man die Arzneilösung kräftig um. Die Arzneigaben wurden so auch bei Wiederholung in kurzen Abständen gut vertragen und es war eine bessere Wirkung zu beobachten.

ligen Situation) eine zweite Gabe etwas größer und etwas modifiziert durch Verrühren gegeben werden. Dann sollte eine Reaktion erkennbar sein, von der das weitere Vorgehen abhängig gemacht werden kann.

Tritt jedoch nach spätestens drei Gaben die gewünschte Besserung nicht ein, muss angenommen werden, dass die gewählte Arznei nicht passend ist, um eine homöopathische Wirkung zu entfalten. Es sollte dann erneut das Beschwerdebild angeschaut und eventuell neu hinzugekommene Symptome zur Arzneimittelwahl mit herangezogen werden.

Möglichkeit 3: Sonderfall »Erstverschlimmerung«

Trotz der hier angegebenen vorsichtigen Dosierung kann es gelegentlich bei sehr empfindlichen Menschen zu der sogenannten Erstverschlimmerung nach der Arzneigabe kommen. Diese zeigt sich in einer Verstärkung der vorhandenen Symptome und klingt in der Regel rasch wieder ab, um dann einer deutlichen Besserung Platz zu machen. Wenn dieser Fall eintritt, sollte erst einmal abgewartet und die Arznei nicht in kurzen Abständen wiederholt werden. Wenn Sie bei der Wiederholung der Arzneigaben die Dosis verkleinern, können Sie die Erstverschlimmerung abmildern, bis sie gar nicht mehr spürbar ist.

Möglichkeit 4: Veränderung

Es kann sein, dass sich bei einer Gelenkverstauchung bei der Anwendung von Arnica Schwellung und Bluterguss rasch zurückbilden. Bestehen bleibt aber ein Schmerz zu Beginn von Bewegungen, der sich erst bei fort-

Beurteilung der Reaktionen

Reaktion	Das sollten Sie tun
Besserung	erst einmal abwarten, ohne die Arznei zu wiederholen
Stagnieren der Besserung	dieselbe Arznei modifiziert wiederholen (eventuell in größerer Gabe)
keine Besserung	dieselbe Arznei wiederholen (eventuell in größerer Gabe)
veränderte Beschwerden	neue, besser passende Arznei bestimmen

gesetzter Bewegung deutlich bessert. Die erste Arznei hat also eine gute Besserung einiger Beschwerden bewirkt, kann aber andere jetzt bestehende Symptome nicht weiter bessern. Für diese nun geänderten Beschwerden muss eine neue Arznei gesucht werden, in diesem Fall Rhus toxicodendron.

Behandlungsbeispiele

Anhand fiktiver Beispiele wird Ihnen gezeigt, wie Sie praktisch vorgehen müssen, um den größtmöglichen Erfolg bei der Selbstbehandlung von Sportverletzungen zu erzielen. Es werden die Suche nach einer geeigneten Arznei und die Dosierung erläutert sowie Überlegungen angestellt, welche weiteren Maßnahmen erforderlich sein können.

Beispiel 1: Verstauchter Fuß beim Wanderausflug

Sie sind mit Ihren Freunden auf einer mehrtägigen Wandertour. Am Abend des ersten Tages geht die Route über eine steinige Weg-strecke, Sie rutschen mit dem Fuß auf einem glatten Stein aus und knicken so heftig um, dass Sie zu Boden stürzen. Das Fußgelenk schmerzt stark und besonders dann, wenn Sie es bewegen wollen. Ihre Begleiter helfen Ihnen, den Schuh auszuziehen, und kühlen das Fußgelenk mit Trinkwasser und einem Tuch. Das Fußgelenk schwillt an. Es ist noch ein kurzes Stück Weg bis zum Etappenziel im nächsten Ort. Sie bandagieren das Gelenk mit einer elastischen Binde, um so die restliche Tagesstrecke besser schaffen zu können. Nach wenigen, zuerst noch vorsichtigen Schritten bemerken Sie, dass es immer besser geht. Bei der nächsten kurzen Rast wählen Sie aus Ihrer mitgeführten Taschenapotheke eine Arznei aus und nehmen davon einen einzigen Globulus ein.

Welche Arznei können Sie in dieser Situation einnehmen?

Antwort: Auf den Seiten 52 bis 57 sind Diagnosepfade abgebildet, die Sie kopiert und zusammengefaltet in die Taschenapotheke gesteckt haben. In dieser Übersicht werden Sie vom Kasten »Verletzungen der

Zur Anwendung

Bei Sportverletzungen sind die Beschwerden in den meisten Fällen auf bestimmte Körperteile begrenzt. Häufig kommen dabei Salben und Lösungen lokal angewandt zum Einsatz. Die homöopathischen Arzneimittel, die Sie mithilfe dieses Buches finden, werden ausschließlich über den Mund eingenommen.

Gelenke« (Seite 56) über den Hinweis »durch Umknicken oder Verstauchen bzw. Verdrehen« zu vier weiteren Kästen und Arzneien geführt. Die Arzneimittel Rhus toxicodendron und Bryonia kommen in die engere Wahl, da sie sich durch Wirksamkeit bei Verschlimmerung durch Bewegung auszeichnen. Rhus toxicodendron hat die weitere Besonderheit, dass sich bei fortgesetzter Bewegung eine Besserung zeigt. Von dieser Arznei ist auch bekannt, dass sie ganz gezielt auf verletzte Bänder wirken kann. Sie nehmen einen Globulus Rhus toxicodendron ein.

Weiterer Verlauf: Das letzte Wegstück zur Unterkunft haben Sie so gut überstanden und beim Zubettgehen sind Sie überrascht, dass Schwellung und Schmerz nachgelassen haben. In der Nacht werden Sie öfter wach und spüren eine innere Unruhe. Die ersten Schritte am nächsten Morgen sind sehr schmerzhaft, bessern sich jedoch nach einigen Schritten deutlich.

Wie gehen Sie nun weiter vor?
Antwort: Die innere Unruhe, die Sie in der Nacht gespürt haben, ist ein weiteres Symp-

tom von Rhus toxicodendron. Dieser Umstand und dass immer noch Schmerzen auftreten, veranlassen Sie dazu, die Arznei noch einmal zu wiederholen.

Weiterer Verlauf: Sie stellen sich eine Arzneilösung aus einem Globulus Rhus toxicodendron in einem halben Becher Wasser her und nehmen jetzt aus der Auflösung der Arznei nach Umrühren ½ Teelöffel voll ein. Die Wirkung wird innerhalb von 15 Minuten spürbar und Sie kommen an diesem Tag gut ans Ziel.

Kommentar: Bei diesem Fallbeispiel wird deutlich, dass eine sichere Arzneiwahl erst möglich ist, wenn Beobachtungen zu der Verletzung gemacht werden können. Erst nachdem ohne Arzneieinnahme versucht worden ist weiterzugehen, konnte das für Rhus toxicodendron typische Symptom der Besserung durch fortgesetzte Bewegung beobachtet werden. Dies unterscheidet Rhus toxicodendron deutlich von Bryonia. Da Rhus toxicodendron allerdings als Standardarznei für die Verletzung der Bänder verstanden werden kann, wäre auch eine Anwendung dieses Arzneimittels sofort nach dem Verstauchen möglich gewesen.

Beispiel 2: Fußschmerzen nach Trainingspause

Im Urlaub konnten Sie an Ihrem Ferienort Ihr gewohntes Lauftraining nicht fortsetzen. Sie hatten dafür ausgiebig Gelegenheit zum Schwimmen im Meer, was eine willkommene Alternative war. Gut erholt aus den Ferien zurück, nehmen Sie Ihr Lauftraining in der herkömmlichen Weise wieder auf. Aber es fällt Ihnen sehr schwer, die sonst leicht bewältigte Distanz zu laufen. Am übernächsten Tag laufen Sie die Strecke wieder in der Hoffnung, dass es dieses Mal besser gehe. Sie werden leider enttäuscht. Sie laufen deutlich langsamer und müssen auf der 10-Kilometer-Strecke einige kurze Pausen einlegen, in denen Sie nur gehen können. Dies ändert sich auch bei den folgenden Läufen nicht. Ihre Füße haben zu schmerzen begonnen.

Sie führen dies darauf zurück, dass Ihre Laufschuhe verbraucht sind, und kaufen sich im Fachgeschäft neue. Doch die Fußschmerzen bestehen unverändert weiter. Der Schmerz ist stark, Sie können die Schmerzqualität jedoch nicht benennen. Der ganze Fuß tut weh. Am unangenehmsten sind die ersten Schritte nach dem Aufstehen aus dem Bett. Der Schmerz bessert sich dann, besteht in leichter Form allerdings den ganzen Tag weiter. Da Ihr Festhalten am gewohnten Trainingsprogramm keine Besserung gebracht hat, nehmen Sie sich vor, jetzt das Training deutlich zu reduzieren, und beschließen, eine Behandlung der Beschwerden mithilfe der Homöopathie zu versuchen.

Wie gehen Sie vor?

Sie lesen in diesem Buch im Kapitel »Verletzungen – von Kopf bis Fuß« auf Seite 51 unter der Überschrift »Fuß« nach. Dort finden Sie im letzten Abschnitt Ausführungen zur Überlastung. Sie werden auf die Arzneimittel Rhus toxicodendron und Ruta aufmerksam gemacht. Dann lesen Sie die Steckbriefe der beiden Arzneimittel durch.

Welche Arznei können Sie für Ihre Beschwerden einnehmen und wie dosieren Sie?

Antwort: Da Sie keine Kriterien entdecken können, um eine der beiden in Frage kommenden Arzneien zu favorisieren, folgen Sie dem Vorschlag im Kapitel »Fuß« und beginnen die Selbstbehandlung mit der Arznei Rhus toxicodendron. Sie nehmen von der Arzneipotenz (angenommen, die D 12 ist vorrätig) einen einzigen Globulus ein.

Weiterer Verlauf: Am folgenden Tag spüren Sie tatsächlich schon eine deutliche Besserung. Zwar schmerzt der Fuß noch bei den ersten Schritten nach dem Aufstehen, aber schon weniger intensiv als vor der Arzneimitteleinnahme. Im Laufe des Tages nehmen Sie den Schmerz kaum noch wahr. Da diese Besserung für Sie deutlich zu spüren war, warten sie erst einmal ab und wiederholen die Arznei nicht. Da sich drei Tage später aber keine weitere Besserung zeigt, halten Sie den Zeitpunkt für gekommen, die gleiche Arznei zu wiederholen.

Wie gehen Sie bei der Wiederholung der Arzneigabe am besten vor?

Antwort: Um sicherzugehen, dass die Arznei gut verträglich wirkt, lösen Sie einen Globulus in einem halben Glas Wasser auf. Nach etwa 5 Minuten ist die Auflösung erfolgt, Sie rühren tüchtig um (etwa 10-mal) und nehmen von dieser Arzneiauflösung ½ Teelöffel voll ein.

Weiterer Verlauf: Sie können keine weitere Besserung Ihrer Beschwerden feststellen, weder kurz nach den Einnahme noch nach drei Tagen, die Sie wiederum abwarten.

Wie gehen Sie nun weiter vor?

Antwort: Aus der ausbleibenden Besserung nach der zweiten Arzneigabe schließen Sie, dass die Arznei Rhus toxicodendron es nicht vermag, hier weitere Hilfe zu leisten. Jetzt setzen Sie auf die andere noch in Frage kommende Arznei Ruta. Sie haben nun auch den Eindruck, dass Ihre Füße müde und kraftlos sind. Da die Arznei Ruta dazu ebenfalls einen Bezug hat, sind Sie guten Mutes, dass Ruta eine gute Wahl ist. Sie nehmen einen Globulus Ruta ein (Ihre Apotheke hatte Globuli in der D 30 vorrätig).

Weiterer Verlauf: Zuerst bemerken Sie keine Besserung. Nach zwei Tagen sind die Beschwerden allerdings völlig verschwunden. Nun steigern Sie langsam das Training und erreichen ohne Schwierigkeiten Ihr gewohntes Pensum. Auch das Tempo ist wieder wie vor der Überanstrengung möglich.

Kommentar: Dieses Beispiel zeigt, wie Sie vorgehen können, wenn die Entscheidung zwischen zwei möglichen Arzneimitteln schwierig ist. Das bewährtere wurde zuerst eingesetzt und es bewirkte ja auch eine deutliche Besserung, die dann allerdings stagnierte. Erst als auch die Wiederholung der Arznei keine weitere Besserung brachte, griffen Sie zur zweiten möglichen Arznei. Diese bewirkte Beschwerdefreiheit.

Beispiel 3: Augenverletzung beim Tennis

Sie konnten sich mit Ihrem Tennispartner nur für eine am Abend liegende Tennispartie verabreden. Die Lichtverhältnisse sind zu dieser späteren Stunde nicht mehr ganz optimal. Nach einem anstrengenden Arbeitstag spielen Sie einige Sätze und merken, dass Sie das Spiel anstrengt und die Konzentration nachlässt. Und da passiert es! Sie sind nur einen Augenblick unaufmerksam gewesen. Der Aufschlagball trifft Sie direkt auf das Auge. Sie sind von der Wucht des Balls etwas benommen, die gesamte Augenpartie schmerzt sehr. In den Vereinsräumen besorgen Sie sich eine Kältekompresse, die Sie auf das Auge halten, und Ihr Spielpartner begleitet Sie zur Augenklinik. Nach einer gründlichen Untersuchung kann Sie der diensthabende Augenarzt beruhigen, dass keine ernste Verletzung des Auges vorliegt. Er verordnet ein Schmerzmittel, das Sie bei Bedarf anwenden sollen. Zu Hause angekommen, wollen Sie es erst mal mit Homöopathie versuchen, bevor Sie zu den Schmerztabletten greifen. Sie schauen in den Spiegel und sehen, dass die Umgebung des Auges geschwollen ist und sich etwas blau verfärbt hat. Schon eine leichte Berührung der Augenumgebung verstärkt den Schmerz deutlich. Außerdem fühlen Sie einen unangenehmen Schmerz im Auge selbst.

Wie gehen Sie vor?

Sie nehmen diesen Ratgeber zur Hand und lesen im Kapitel »Verletzungen von Kopf bis Fuß« unter »Auge« (Seite 46) nach. Es werden Ihnen dort Arnica, Ledum, Ruta und Symphytum als mögliche Arzneimittel vorgeschlagen. Der Hinweis auf das Schmerzempfinden im Auge bei Symphytum macht Sie auf dieses Arzneimittel besonders aufmerksam. Sie lesen zu den genannten Arzneimitteln in den

»Steckbriefen« ab Seite 60 jeweils die Abschnitte »Typische Symptome auf einen Blick«. Für die Arznei Symphytum spricht der Schmerz im Auge selbst. Die übrigen Symptome passen gut zur Beschreibung der Arznei Arnica.

Für welche der beiden Arzneien entscheiden Sie sich und wie dosieren Sie?
Antwort: Es sind Symptome vorhanden, die deutlich auf das Arzneimittel Arnica weisen, wie der Bluterguss, die »stumpfe Verletzung« und die große Berührungsempfindlichkeit. Für das Arzneimittel Symphytum gibt es eine eindeutige Beziehung zu dem im Auge empfundenen Schmerz. Da die Schmerzempfindung im Augapfel als die vorrangig zu behandelnde Beschwerde angesehen werden kann, ist es gut, die Arznei Symphytum als erste anzuwenden. Gegebenenfalls kann Arnica folgen, wenn Symphytum den Schmerz im Auge gebessert hat und weiterhin noch störende Schmerzen in der Augenumgebung geblieben sind. Sie nehmen von der Arznei Symphytum einen Globulus in den Mund und lassen ihn zergehen.
Weiterer Verlauf: Nach etwa 10 Minuten bemerken Sie, dass sich der Augenschmerz

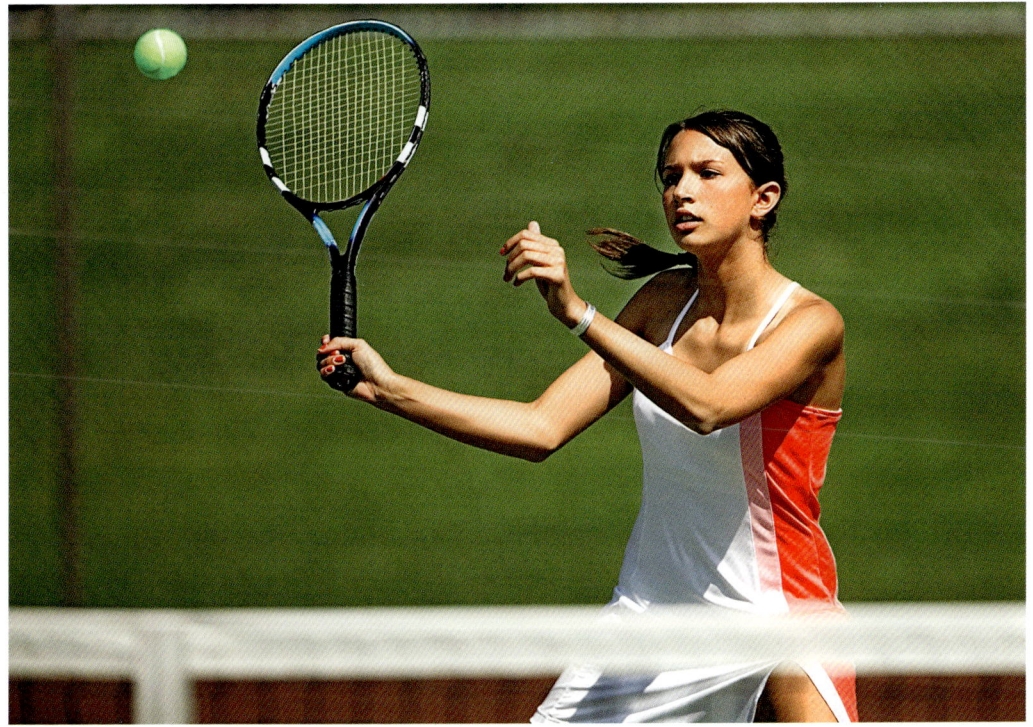

Von 100 Sportverletzungen betrifft eine das Auge. Besonders bei Ballsportarten wie Squash und Tennis sind Augenverletzungen keine Seltenheit. Auch beim Eishockey ist das Auge stark gefährdet.

deutlich gebessert hat. Am folgenden Tag ist die gesamte Verletzung kaum noch schmerzhaft. Allerdings besteht noch eine deutliche Schwellung und Blaufärbung der Augenumgebung. Bis zum Abend kehren die Schmerzen nicht wieder. Nun nehmen Sie einen Globulus der Arznei Arnica ein, da Symphytum auf die Schwellung und den Bluterguss keine Wirkung gezeigt hat. Am anderen Morgen sind Schwellung und Verfärbung deutlich zurückgegangen.
Kommentar: In diesem Fall war es nicht nötig, die Arzneigaben zu wiederholen, da die Wirkungen umfassend und anhaltend waren. Im Behandlungsverlauf hat sich gezeigt, dass eine Arznei allein nicht alle Beschwerden lindern konnte. Die Behandlung wurde mit Symphytum begonnen und mit Arnica fortgeführt. Auch ein Beginn mit Arnica und Symphytum als dann folgendem Arzneimittel ist möglich.

Beispiel 4: Kopfschmerz nach Marathonlauf

Es ist das erste Mal, dass Sie an einem Marathonlauf teilnehmen. Da Sie bisher immer ohne Schirmmütze gelaufen sind, wollen Sie – obwohl ein ausgesprochen heißer und sonniger Tag angekündigt ist – nicht von dieser Gewohnheit abgehen. Sie befolgen die Aufforderung der Veranstalter, von Beginn an regelmäßig genügend Flüssigkeit an den Verpflegungsstationen zu trinken, was aufgrund der Witterungsbedingungen ganz besonders wichtig sei. Nach 4 Stunden und 27 Minuten kommen Sie erschöpft, aber glücklich ins Ziel. Als Sie duschen, brennt das heiße Duschwasser auf Ihrer Haut und Sie merken, dass Sie

sich an Armen und Schultern einen leichten Sonnenbrand geholt haben. Auch plagt Sie ein Kopfschmerz. Zu Hause angekommen, hat sich der Kopfschmerz nicht gebessert. Es ist ein pulsierender Schmerz. Sie essen und trinken. Auch das hat keinen bessernden Einfluss auf Ihre Kopfschmerzen. Sie überlegen, ob die Hitze und die starke Sonne den Kopfschmerz ausgelöst haben könnten.

Wo finden Sie Hinweise zu Ihren Beschwerden in diesem Ratgeber und welche Arznei kann Ihnen helfen?

Im Register finden Sie unter Verletzungen Begriffe wie »Kopf« und »Sonnenstich«. Wenn Sie darunter in diesem Ratgeber nachschlagen, finden Sie auf Seite 46 den Hinweis auf die Arznei Belladonna. Sie lesen im Kapitel »Elf Arzneimittel für die Behandlung von Sportverletzungen« unter der Arznei Belladonna nach und sehen, dass Belladonna gut zu Ihren Beschwerden passt. Sie hat den klopfenden Kopfschmerz und die Beziehung zu Folgen von starker Sonneneinwirkung. Sie waren ja schließlich über vier Stunden in der prallen Sonne gelaufen. Sie nehmen einen einzigen Globulus der Arznei ein, ganz gleich, welche Potenzstufe Sie zur Verfügung haben.
Weiterer Verlauf: 15 Minuten nach der Arzneieinnahme bemerken Sie eine Besserung und nach einer Stunde ist der Kopfschmerz ganz verschwunden.
Kommentar: In diesem Beispiel von einem anstrengenden Lauf in der Sonne ist außer den Kopfschmerzen auch ein Sonnenbrand aufgetreten. Typischerweise zeigt sich dieser als Brennschmerz unter der heißen Dusche. Die-

ser Umstand könnte Sie auch zu der bei Verbrennungen bewährten Arznei Cantharis führen. Diese Arznei besitzt allerdings keine Ähnlichkeit zu dem pulsierenden oder klopfenden Kopfschmerz. Deshalb kann keine Besserung der Kopfschmerzen durch Cantharis erwartet werden. Da es sich auch nur um einen leichten Sonnenbrand handelt, ist eine Arzneianwendung hierfür nicht unbedingt erforderlich. Das zu wählende Arzneimittel ist also auf jeden Fall Belladonna.

Beispiel 5: Verletzung beim Skaten

Das Ende der Sommerferien naht und glücklicherweise gibt es auch noch sonnige Tage. Sie beschließen, nach dem Frühstück mit Ihrer Tochter zusammen eine Runde mit den Inlineskates zu fahren, bevor Sie sich an die Hausarbeit machen. Sie tragen beide Schutzkleidung. Ihre Tochter besteht allerdings darauf, in kurzen Hosen zu skaten. Sie fahren auf den glatt asphaltierten Fußgängerwegen im Stadtpark, die zu der noch recht frühen Stunde fast menschenleer sind. Das verführt dazu, mit mehr Tempo zu skaten. Zu spät sehen Sie beide die Sandreste auf dem Weg von den Arbeiten der Stadtgärtner am Tag zuvor. Sie können noch bremsen, aber für Ihre Tochter ist es schon zu spät und sie rutscht auf dem Sand aus und stürzt. Sie hat sich großflächig den nackten Oberschenkel aufgeschürft und kann vor Schmerzen die Tränen kaum zurückhalten. Auf der aufgeschrammten Hautstelle zeigen sich erste Blutspuren. Sie fragen als Erstes, ob es noch woanders wehtut, was Ihre Tochter verneint. Dann helfen Sie ihr vorsichtig auf,

um zu sehen, ob doch noch weitere Verletzungen aufgetreten sind. Glücklicherweise scheint es wirklich nur diese Schürfwunde zu sein, die Ihre Tochter beim Sturz davongetragen hat. Sie trösten das Mädchen und skaten gemeinsam langsam nach Hause zurück. Dort angekommen, helfen Sie als Erstes, die verletzte Hautpartie von Sand und Schmutz zu reinigen. Mit viel Wasser und einem Mulltüchlein schaffen Sie es, die Wunde vollständig vom Schmutz zu befreien. Sie decken die verletzte Haut mit einer sterilen Mullkompresse locker ab und fixieren diese an den Rändern mit einem Tape. Im Laufe des Tages klagt Ihre Tochter immer wieder darüber, dass die Verletzung sehr schmerzhaft sei. Beim Verbandwechsel am Nachmittag stellen Sie fest, dass sich einiges an Wundsekret gebildet hat, das von der Mullauflage aufgenommen wurde. Ein Bluterguss hat sich nicht gebildet. Jetzt überlegen Sie, ob Sie mit einer homöopathischen Arznei helfen können.

Wie gehen Sie vor?

Sie schauen in diesem Ratgeber im Register nach und finden dort den Begriff »Schürfwunden«. Auf der Seite 38 finden Sie dann einen Hinweis auf ein bewährtes homöopathisches Arzneimittel.

Wie heißt das Arzneimittel und wie dosieren Sie es?

Antwort: Das empfohlene Arzneimittel heißt Calendula. Sie haben es in der Potenz C 30 in Ihrer Taschenapotheke, die Sie passend zu diesem Ratgeber ausgestattet haben. Da Sie wissen, dass Ihre Tochter sehr empfindlich reagiert, lösen Sie einen Globulus in einem halben Glas Wasser auf und lassen Ihre Tochter davon ¼ Teelöffel voll einnehmen. Sie verbinden die verletzte Stelle wieder mit einer Mullkompresse.

Weiterer Verlauf: Am nächsten Morgen beim Frühstück berichtet Ihre Tochter, dass Sie gut geschlafen habe und die Verletzung gar nicht mehr schmerze. Beim Verbandwechsel sehen Sie, dass die abgeschürfte Haut kein Sekret mehr abgesondert hat und dass sich gesunde Krusten gebildet haben. Sie schlagen Ihrer Tochter vor, keinen Verband mehr anzulegen, was sie gerne annimmt. Die Verletzung heilt in den nächsten Tagen problemlos ab.

Kommentar: In diesem Beispiel ist die Arzneiwahl eindeutig. Wäre allerdings noch ein Bluterguss aufgetreten, was möglich ist, wäre auch die Arznei Arnica angezeigt gewesen. Ein mögliches Vorgehen wäre dann, zuerst Arnica anzuwenden und nach einem Tag, wenn sich der Bluterguss schon zurückgebildet hat, Calendula folgen zu lassen.

In diesem Fall war eine einzige Arzneigabe ausreichend, um die Schmerzen anhaltend zu lindern und die Heilung zu unterstützen. Hätten sich die Schmerzen wieder stärker gezeigt, wäre eine weitere Gabe aus derselben Arzneiauflösung nach vorherigem etwa 10-maligem Umrühren angezeigt gewesen.

Beispiel 6: Rippenprellung beim Fußballspiel

Ihre Tochter spielt im Sportverein Mädchenfußball im Team der U 16. Bei einem Turnier rammt ihr eine Gegnerin im Zweikampf um

den Ball den Ellenbogen seitlich am Brustkorb in die Rippen. Ihre Tochter kann das Turnier zwar zu Ende spielen, klagt aber am nächsten Morgen über unangenehme Schmerzen im Bereich der Verletzung. Sie schauen sich die verletzte Stelle an. Sie ist äußerlich kaum erkennbar, weder Schwellung noch Bluterguss ist zu sehen. Sie erfahren, dass jede Bewegung sofort Schmerzen verursache, sogar das tiefe Einatmen. In der Nacht habe sie sich auf die verletzte Seite legen müssen, da dies die Schmerzen gebessert habe. Auch dass die Schmerzen stechend seien, berichtet Ihre Tochter.

Welche Arznei können Sie Ihrer Tochter geben und wie dosieren Sie?

Antwort: Sie lesen in diesem Buch nach, was im Kapitel »Verletzungen von Kopf bis Fuß« unter »Rippen« steht, und werden dort auf die Arzneimittel Bryonia und Ruta aufmerksam gemacht. Jetzt gehen Sie zu den Steckbriefen der beiden Arzneien und erfahren, dass Ruta bei Verletzungen der Knochenhaut angezeigt ist. Unter Bryonia finden Sie, dass geringste Bewegungen verschlimmern, die verletzten Stellen mit der Hand gehalten werden müssen oder Liegen auf der schmerzhaften Seite bessert und dass die Schmerzen häufig stechend sind. Die Ähnlichkeit zu Bryonia ist deutlich größer als zu Ruta, sodass Sie Ihrer Tochter einen Globulus Bryonia geben.

Weiterer Verlauf: Als Ihre Tochter an diesem Tag aus der Schule kommt, berichtet sie Ihnen, dass die Verletzung kaum noch Beschwerden mache und sie am nächsten Tag wieder zum Training gehen wolle.

Kommentar: Die geschilderten Beschwerden könnten auch auf einen Rippenbruch hinweisen; durch die rasche Besserung im Beispiel ist davon aber nicht auszugehen.

Beispiel 7: Sturz vom Pferd

Sie sind an einem Sommermorgen früh mit Ihrem Pferd ausgeritten. Der Weg führt Sie durch ein Waldstück und dann lockt eine Strecke querfeldein zurück zum Reiterhof. Dabei muss Ihr Pferd über einen Graben springen. Das macht es in der Regel auch ohne Probleme, da der Graben nicht besonders breit ist. Warum auch immer, an diesem Morgen ist es anders. Das Pferd zögert und springt dann doch noch mit einem Ruck. Durch das überra-

schende Verhalten und die Heftigkeit der Bewegungen verlieren Sie den sicheren Halt und fallen vom Pferd. Dabei schlagen Sie heftig mit dem Kopf auf die Erde und verletzen sich die Schulter. Das Tier ist bei Ihnen stehen geblieben und Sie können aufstehen und zu ihm hingehen. Zu Fuß, das Pferd am Zügel führend, gehen Sie zum Hof zurück. Glücklicherweise finden Sie dort Helfer, die sich um das Pferd kümmern, sodass Sie gleich nach Hause fahren können.

Sie nehmen erst mal eine Dusche und untersuchen sich dann. Am Kopf können Sie eine Schwellung tasten, die bei Berührung sehr schmerzhaft ist. Die Schulter ist auch etwas geschwollen und zeigt eine leichte Blaufärbung. Das Bewegen der Schulter ist schmerz-

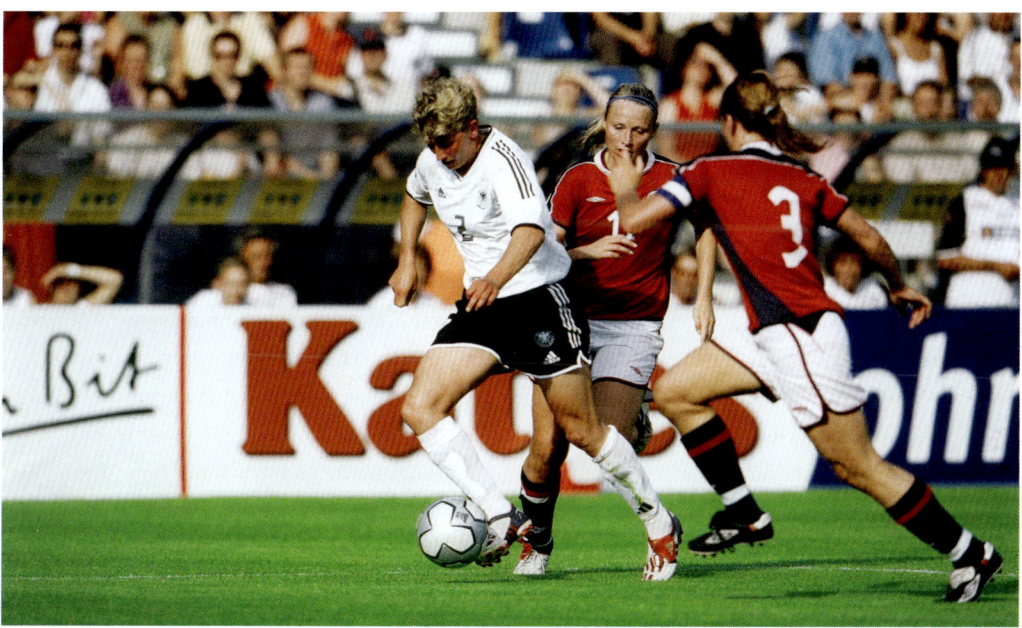

Frauenfußball erfreut sich zunehmender Beliebtheit. Auch für die Frauen und Mädchen besteht durch die Zweikämpfe ein hohes Verletzungsrisiko. Bei leichten Blessuren kann die Homöopathie schnell helfen.

haft und Sie haben schon eine Schonhaltung eingenommen. Der Sturz hat Sie auch emotional mitgenommen. Sie überlegen, ob Sie zum Arzt gehen sollten. Sie wissen, dass bei einer Gehirnerschütterung eine Erinnerungslücke oder eine Bewusstlosigkeit auftreten kann. Da Sie sich aber an alles genau erinnern können, was vor, während und nach dem Sturz passierte, gehen Sie davon aus, dass Sie keine Gehirnerschütterung erlitten haben. Ihnen ist auch nicht übel. Sie wollen erst mal noch abwarten und nur dann zum Arzt gehen, wenn die Beschwerden schlimmer werden sollten und Übelkeit und Erbrechen eine ernstere Kopfverletzung vermuten ließen. Anstatt mit einem gängigen Schmerzmittel wollen Sie versuchen, Ihre Beschwerden mithilfe der Homöopathie zu lindern.

Wie gehen Sie vor?
Sie schlagen in diesem Ratgeber das Inhaltsverzeichnis auf und finden in dem Kapitel »Verletzungen – von Kopf bis Fuß« den Abschnitt »Kopf« aufgeführt. Auf der entsprechenden Seite (Seite 46) werden Sie auf eine bestimmte Arznei aufmerksam gemacht. Jetzt suchen Sie noch die Schulterverletzung und werden auf das Kapitel »Gelenke« verwiesen. Auch dort (Seite 44) lesen Sie nach.

Welches Arzneimittel können Sie für Ihre Verletzungen einnehmen und in welcher Dosis?
Bezüglich der Kopfverletzung werden Sie auf die Arznei Arnica aufmerksam gemacht. Sie lesen auch den Steckbrief der Arznei und finden, dass sie gut auf Ihre Beschwerden der Kopfverletzung passt. Da eine stumpfe

Verletzung, besonders mit Bluterguss, auch auf Arnica hinweist und diese Arznei unter der Gelenkverletzung angeführt ist, scheint es auf die gesamten Beschwerden, die Sie von dem Sturz davongetragen haben, zu passen. In Ihrer Hausapotheke finden Sie Arnica D 12 und nehmen davon einen Globulus ein.

Weiterer Verlauf: Nach etwa zwei Stunden überlegen Sie, ob Sie eine weitere Gabe der Arznei benötigen. Ihre Kopfschmerzen sind unverändert stark und auch die Berührungsempfindlichkeit ist unverändert. Der Bluterguss an der Schulter ist eher noch etwas deutlicher geworden. Allerdings können Sie die Schulter besser bewegen und auch die Schonhaltung ist kaum noch vorhanden. Nur ausladendere Bewegungen schmerzen noch. Da immerhin teilweise eine Besserung im Bereich der Schulterverletzung zu erkennen ist, beschließen Sie, erst mal noch abzuwarten. Am Nachmittag haben Sie den Eindruck, dass die Schulter wieder mehr Schmerzen macht als nach der Arzneieinnahme am Vormittag. Der Kopfschmerz ist unverändert.

Wie gehen Sie weiter vor?
Sie geben nun einen Globulus Arnica in ein Glas Wasser. Nach etwa 5 Minuten hat er sich restlos aufgelöst. Nun rühren Sie etwa 10-mal kräftig um und nehmen ½ Teelöffel voll ein. (Diese Arzneilösung können Sie 3 Tage aufbewahren und bei Bedarf nach 10-mal kräftigem Umrühren wieder eine Gabe einnehmen.) Schon nach einer Viertelstunde können Sie die Schulter wieder erheblich besser bewegen und auch der Kopfschmerz hat deutlich

abgenommen. Als Sie abends wieder mehr Beschwerden verspüren, nehmen Sie aus der Arzneilösung eine weitere Gabe ein. Da die Wirkung bisher immer nur für einige Stunden anhielt und Sie auf die Arzneigaben keine Erstverschlimmerung (siehe auch Seite 33) gespürt haben, entschließen Sie sich jetzt, nach etwa 10-maligem Umrühren einen ganzen Teelöffel der Arzneilösung einzunehmen. Sie können trotz der Verletzungen in dieser Nacht wieder gut schlafen. Am anderen Morgen sehe Sie, dass der Bluterguss an der Schulter abgeblasst und die Schwellung deutlich zurückgegangen ist. Auch die Kopfverletzung ist kaum noch zu tasten, Schwellung und Schmerzempfindlichkeit haben deutlich nachgelassen. Auch scheinen Sie den gestrigen Unfall emotional gut verwunden zu haben. Sie spüren nur noch einen leichten Kopfschmerz und auch Ihre Schulter ist noch nicht ganz in Ordnung. Die Besserung ist aber so deutlich, dass Sie im Augenblick keine weiteren Arzneieinnahmen benötigen. Erst wenn sich Verschlechterungszeichen über längere Zeit zeigen, wollen Sie nochmals die Arznei Arnica einnehmen. Sie beschließen, an diesem Tag auf den Hof zu fahren, um nach Ihrem Pferd zu sehen.

Kommentar: Da noch am Tag der Verletzung erste Besserungszeichen sicher zu erkennen sind und auch keine Symptome auftreten, die Anlass zur Sorge geben, war der Arztbesuch nicht zwingend nötig. Ohne eine solche Besserung wäre es aus Gründen der Sorgfalt angezeigt gewesen, einen Arzt aufzusuchen, der feststellt, ob eine ernstere Verletzung vorliegt, und dann weitere Maßnahmen einleitet.

Beispiel 8: Skiunfall

Sie sind mit Ihrem Sohn in den Winterferien eine Woche zum Skifahren in die Alpen gereist. Die Sonne scheint und so können Sie den ganzen Tag auf der Piste verbringen. Nur dass es lange Zeit nicht geschneit hat, der Schnee also alt und hart ist und es an manchen Stellen Vereisungen gibt, trübt Ihre Freude beim Abfahren. Den Tag vor der Heimreise wollen Sie beide noch einmal gut ausnutzen. Sie sind von morgens früh bis zum späten Nachmittag auf den Brettern. Die Sonne steht schon sehr tief und es ist kalt geworden. Da Ihr Sohn sagt, dass er müde ist und nun langsam die Anstrengungen spürt, beschließen Sie, es mit einer letzten Abfahrt bewenden zu lassen.

Wohl um diese letzte Abfahrt richtig auszukosten, fährt Ihr Sohn schneller und riskanter als zuvor. Auf einer vereisten Stelle der Piste finden die Ski dann keinen Halt mehr und der Junge stürzt auf das harte Eis. Sie fahren zu ihm hin und er erzählt, den Tränen nah, dass er starke Schmerzen im rechten Knie habe, da er draufgefallen sei. Sie versuchen, ihm wieder auf die Ski zu helfen, er kann das verletzte Knie aber nicht belasten. Glücklicherweise kommen andere Skifahrer zu Hilfe, und so schaffen Sie es langsam den Hang hinab zur Talstation. Dort gibt es ein Erste-Hilfe-Zimmer, in das Sie Ihren Sohn bringen. Er ist froh, in den gut gewärmten Raum zu kommen, denn er ist richtig durchgefroren. Der Arzt untersucht ihn gründlich und diagnostiziert eine Prellung des Knies und eine Bänderdehnung, die durch ein Verdrehen des Kniegelenks beim Sturz bedingt sei. Es sei erst einmal nicht von einer ernsteren Verletzung auszugehen. Im Laufe von 1 bis 2 Wochen sollten sich die Beschwerden wieder bessern. Er gibt Ihnen zwei Gehhilfen mit, da das Auftreten mit dem verletzten Knie schwierig ist. Sie sind beide beruhigt, dass es bei diesem Sturz wohl glimpflich ausgegangen ist, auch wenn die Schmerzen im Knie heftig sind. In Ihrer Pension angekommen, legt sich der Junge aufs Bett. Sie schauen nach, mit welcher homöopathischen Arznei Sie die starken Schmerzen, die Ihr Sohn hat, lindern können.

Wie gehen Sie vor?

Sie haben in Ihrer Taschenapotheke Kopien der Diagnosepfade aus diesem Ratgeber eingelegt. Den Ratgeber selbst haben Sie nicht mitgenommen. Auf den Diagnosepfaden finden Sie auf der Seite »Von Kopf bis Fuß/Teil 2« den Kasten »Verletzungen der Gelenke«. Von dort geht ein Pfeil zu dem Kasten »durch Sturz oder Schlag« und von da Pfeile zu den Arzneimitteln Arnica und Rhus toxicodendron. Von dem Kasten »durch Umknicken oder Verstauchen bzw. Verdrehen«, zu dem ein zweiter Pfeil geht, zeigen dann mehrere Pfeile zu weiteren Kästen. Ihr Sohn konnte aber bisher keine weiteren Angaben zu Besserungen, Verschlechterungen oder darüber machen, wie sich der Schmerz anfühlt. So ist es Ihnen nicht möglich, zum jetzigen Zeitpunkt diesen Pfad weiter zu verfolgen. Sie halten sich daran, dass der Aufprall eine Schwellung des Knies mit einem Bluterguss ergeben hat, was vom Arzt durch die Diagnose »Prellung« bestätigt wurde.

Welche Arznei geben Sie Ihrem Sohn in welcher Dosierung?

Antwort: Sie erinnern sich, dass Sie gelesen haben, dass Arnica ein sehr bewährtes Arzneimittel bei stumpfen Verletzungen (Prellungen) mit Blutergüssen ist. Es fällt Ihnen auch noch ein, dass ein verwandtes Arzneimittel die Arznei Bellis perennis ist und besonders dann angezeigt ist, wenn eine Verletzung mit einer Abkühlung des Verletzten zusammentrifft, was ja bei Ihrem Sohn der Fall ist. Sie verlassen sich auf den genannten Vorschlag im Diagnosepfad und geben Ihrem Sohn einen Globulus Arnica D 30 aus Ihrer Taschenapotheke und wollen die Arznei Bellis perennis dann geben, wenn Arnica auch nach einer zweiten Gabe keine Besserung zeigen sollte.

Weiterer Verlauf: 20 Minuten nach der Einnahme der Arznei berichtet Ihr Sohn, dass der Schmerz deutlich zurückgegangen ist. Er kann beim Gehen mit den Krücken vorsichtig ganz leicht auftreten. Nach dem Abendessen gehen Sie gleich zu Bett. Am nächsten Morgen ist die Schwellung des Knies etwas zurückgegangen. Ihr Sohn erzählt, dass die Schmerzen nicht schlimmer geworden sind. Sie beschließen deshalb, die Arzneigabe erst mal nicht zu wiederholen.

Sie machen sich auf die Heimreise. Beim Frühstück am nächsten Morgen klagt Ihr Sohn nun wieder über stärkere Schmerzen. Er hat auch im Unterschied zur vorhergehenden Nacht schlechter geschlafen. Er habe eine Unruhe verspürt, die sei daran schuld gewesen. Besonders die ersten Bewegungen mit dem Bein beim Aufstehen sind sehr unangenehm gewesen.

Wie behandeln Sie weiter?

Antwort: Die Besonderheit, dass sich die Schmerzen bei den ersten Bewegungen zeigen und sich dann bessern, lässt Sie an die Arznei Rhus toxicodendron denken. Sie schlagen unter diesem Arzneimittel nach und lesen, dass eine nächtliche Unruhe typisch für Rhus toxicodendron ist. Darüber hinaus wird der deutliche Bezug zu Bänderverletzungen bei Verstauchungen oder Verdrehungen genannt. Da sich die Beschwerden nun anders darstellen als direkt nach dem Unfall, entschließen Sie sich, das Arzneimittel zu wechseln und von Rhus toxicodendron einen Globulus D 12 zu geben.

Diese Arzneigabe bewirkt nur eine leichte Besserung, die nach drei Stunden wieder nachlässt. Sie lassen aus der Auflösung von einem Globulus Rhus toxicodendron in einem halben Glas Wasser nach etwa 10-maligem Umrühren ½ Teelöffel als Wiederholung der Arznei nehmen. Da die Wirkung wieder nach ungefähr 3 Stunden nachlässt, nimmt Ihr Sohn aus der bereits hergestellten Arzneiauflösung nach 10-maligem Umrühren einen ganzen Teelöffel voll. Am nächsten Tag wiederholen Sie die Arzneieinnahme noch zweimal, ohne dass eine deutliche Besserung eintritt. Das Knie ist immer noch geschwollen und der Bluterguss zeigt nun eine fleckige Färbung mit gelben, grünlichen und rötlichen Anteilen. Außerdem berichtet Ihr Sohn, dass er das Knie in der Nacht aufgedeckt habe, da die Wärme im Bett unangenehm gewesen sei. Er spürt immer noch den Schmerz durch den Aufschlag im Knie. Sie erinnern sich, dass die bunte Färbung ein Hinweis auf die Arznei

Ledum ist. Im Steckbrief dieses Arzneimittels ist auch die Verschlimmerung durch Wärme und durch Bewegung genannt, sodass Sie nun diese Arznei wählen. Sie geben Ihrem Sohn einen Globulus Ledum C 6 aus Ihrer Hausapotheke. Kurze Zeit nach der Einnahme spürt Ihr Sohn eine deutliche Besserung. Diese hält bis zum Abend an, sodass Sie keine Wiederholung der Arznei für notwendig erachten.

Am nächsten Morgen ist die Schwellung am Knie deutlich zurückgegangen und die Farben sind abgeblasst. Ihr Sohn berichtet, er habe besser schlafen können und das Knie nicht mehr abdecken müssen. Im Laufe des Tages kann Ihr Sohn kleinere Strecken schon wieder ohne die Gehhilfen bewältigen. Die Besserung schreitet in den folgenden Tagen weiter fort und bald ist das Knie völlig beschwerdefrei.

Kommentar: Das Beispiel zeigt, dass es manchmal notwendig ist, mehrere Arzneimittel nacheinander anzuwenden. Dabei bitte nichts übereilen, denn solange eine Arznei eine deutliche Besserung bewirkt, sollte das Mittel erst mal nicht gewechselt werden. Erst wenn deutliche Symptome eine andere Arznei besser geeignet erscheinen lassen oder eine bisher lindernde Arznei bei den Wiederholungen keine Wirkung mehr erkennen lässt, ist der Wechsel der Arznei auf jeden Fall ratsam.

Wenn eine Arznei von Anfang an keine Wirkung zeigt und ein oder zwei Wiederholungen auch mit größeren Arzneigaben keine Besserung bringen, kann natürlich direkt ein besser passendes Arzneimittel ausgewählt werden.

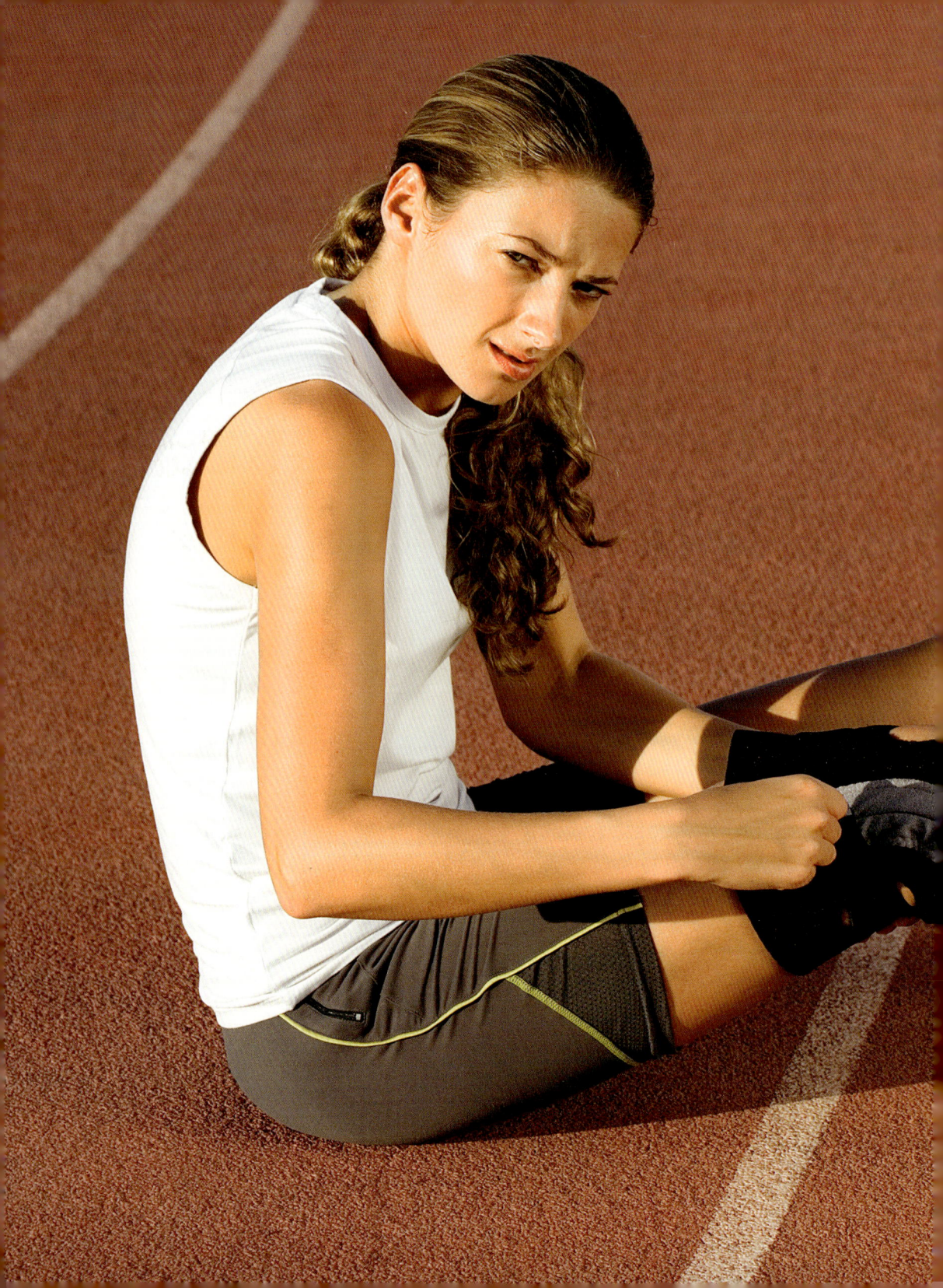

Von der Verletzung zur Arznei

Welche Verletzung erfordert welches Arzneimittel? Hier finden Sie alle

Informationen, welche Homöopathika bei den Verletzungen von der Haut

bis zu den Gelenken (Körpergewebe) und von Kopf bis Fuß (Körperteile)

angezeigt sein können und wie Sie die richtige Arznei finden.

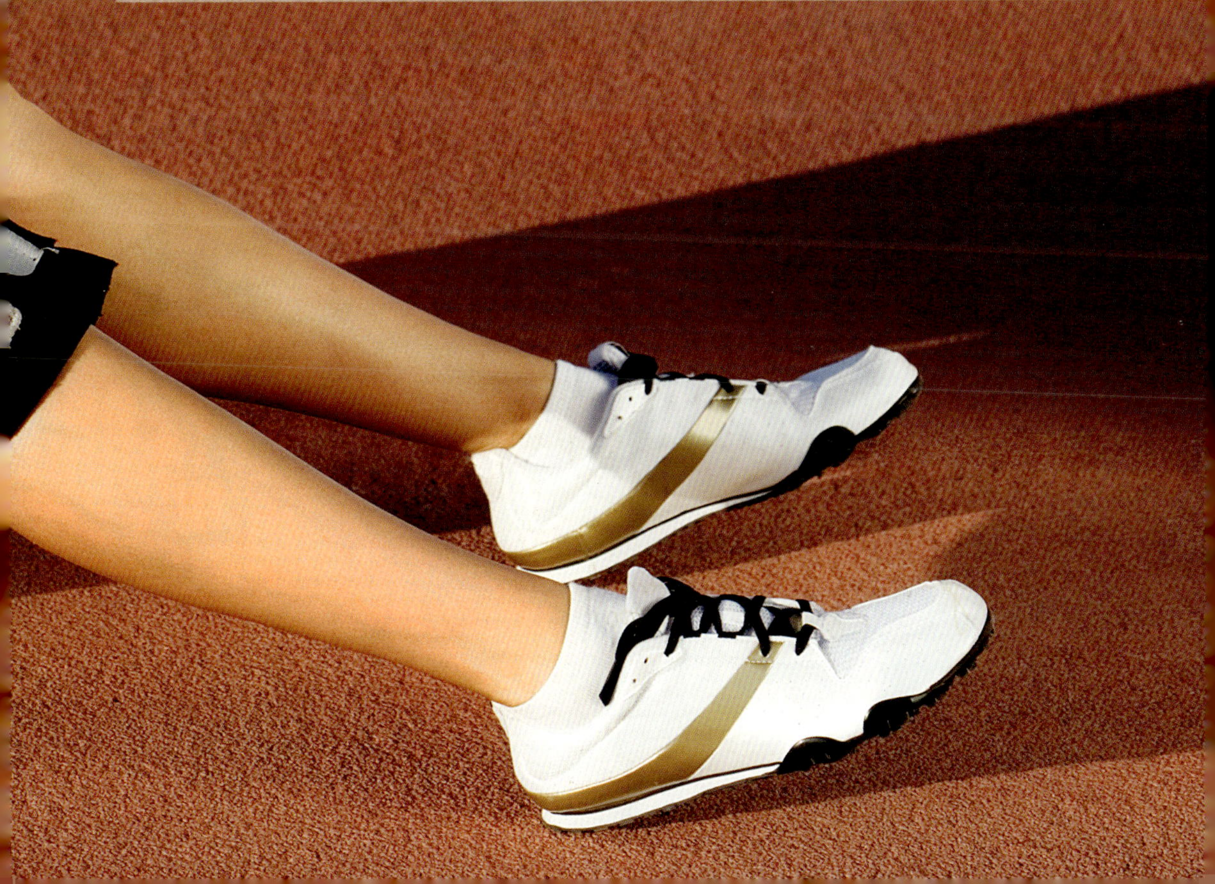

OP: Schmerzen: Arnika D200, Narkose: Nux-vomica D30, Schnittheilung: Staphisagria D.

Verletzungen – von Haut bis Knochen

Insektenstiche; Mücke: Ledum, Biene: Apis, Wespe + Hornisse: Vespa. Schwell: Verwirrung: Arsenicum, bläulich: Lachesis

Je nachdem welche Gewebe durch Stürze, Schläge oder auch durch Überanstrengungen betroffen sind, haben sich verschiedene Arzneimittel besonders bewährt. Auf den nächsten Seiten sind nach Gewebe und Ursache aufgeschlüsselt die Arzneimittel genannt, die sich als besonders hilfreich erwiesen haben.

Platzwunde: Arnika. bei Schock: Aconitum

Haut

Die Haut ist die äußere Schutzhülle des Menschen und stellt die Grenze zwischen dem Individuum und der Umwelt dar. Sie wird bei Gewalteinwirkungen von außen, durch Stürze, Schläge oder durch Reibung, aber auch durch das Eindringen von spitzen Gegenständen oder Nägeln verletzt. Aber nicht jede kleine Schramme macht gleich eine Selbstbehandlung mit Homöopathie nötig.

Wenn solche Verletzungen jedoch deutliche und anhaltende Beschwerden verursachen, ist die Behandlung mit Homöopathie auf jeden Fall sinnvoll. Für die Entscheidung, welche homöopathische Arznei angezeigt ist, spielen die Art der Verletzung und die Beschwerden, die dadurch aufgetreten sind, eine entscheidende Rolle.

Starke Blutungen: Phosphor D30, Arnika D200

Prellung, Schlag, »stumpfe Verletzung«

Verletzungen, die durch einen Schlag mit der Faust, dem Ellbogen, durch einen Tritt, einen

Sturz oder ein Sportgerät entstanden sind, benötigen häufig die Arznei **Arnica**. Dieses Arzneimittel ist besonders dann angezeigt, wenn ein Bluterguss auftritt und die Verletzung sehr schmerzhaft und berührungsempfindlich ist.

1. Arnica D30 1x 2° bunt: Ledum
3. Bluterguss: Sulfur acidum D30 1x + Hinzu...

Schürfwunden

Schürfwunden sind oft sehr lange schmerzhaft und neigen teilweise auch zur Eiterung. Das hier angezeigte Arzneimittel heißt **Calendula**. *Bellis D3 3x tgl. Desinfizieren! eitrig: Hepar sulfuris D30 1x*

Wundlaufen *starker Schmerz: 1 Tasse Kaffee*

Durch das Reiben von Haut auf Haut oder Kleidung auf Haut kann es zu Entzündungen kommen. Dieses Problem kennen Radfahrer, wenn sich die Haut an der Oberschenkelinnenseite entzündet und schmerzt. Bei Läufern tritt das Problem häufig an den Brustwarzen auf. An erster Stelle gilt es, solchen Verletzungen vorzubeugen, zum Beispiel durch Tapen oder das Einreiben mit einem geeigneten Präparat (Vaseline oder Hirschtalg). Wenn es dann doch passiert ist, kann das homöopathische Arzneimittel **Cantharis** eingenommen werden.

Zieht man sich beim Wandern oder Laufen durch Reibung im Schuh eine Hautblase zu, so ist ebenfalls das Arzneimittel **Cantharis** an- *D30* gezeigt, um die Beschwerden rasch zu mildern. Es ist allerdings zusätzlich unbedingt notwendig, die verletzte Haut so gut wie möglich vor weiteren schädigenden Einwirkungen zu schützen, beispielsweise durch Pflaster, Tape oder eine Mullauflage zum Polstern.

+ Calendulasalbe

Verbrennungen

Ein Sonnenbrand bei sportlichen Aktivitäten sollte durch entsprechende Kleidung und Son- *SSige* nenschutzpräparate oder durch die Wahl der Tageszeit vermieden werden. Ist es trotzdem passiert, kann das Homöopathikum **Cantharis** eingenommen werden. Es ist angezeigt durch die Rötung der verbrannten Haut und den brennenden Schmerz, der sich bei Berührung verschlimmert. Selbst bei Verbrennungen mit Blasenbildung (Verbrennung 2. Grades) ist **Cantharis** das passende homöopathische Arzneimittel. *Blasen: D30 1 x*

Auch durch Stürze auf Kunstrasen kann es durch die Reibung zu einer Verbrennung der betroffenen Hautpartien kommen. Wenn die Symptome der Verbrennung, wie Rötung und Brennschmerz, im Vordergrund stehen, ist

Sonnenstich : Belladonna, glonoinum

Vorsicht!
Bei Verbrennungen von größeren Hautflächen müssen Sie ärztliche Hilfe in Anspruch nehmen.

ebenfalls die Arznei **Cantharis** angezeigt. Handelt es sich mehr um das Beschwerdebild der »stumpfen Verletzung«, ist der Arznei **Arnica** der Vorzug zu geben.

Rot + frösteln : Belladonna D30 1↑
jucken + Durst : Rhus tox D30   1↑
brennen + erschöpft : Arsen D30 1↑

Verletzung von nervenreicher Haut

Unsere gesamte Haut ist als Sinnesorgan mit vielen Sinneszellen ausgestattet, um Berührungen, Schmerz oder Hitze und Kälte wahrzunehmen. Einige Bereiche des Körpers sind mit besonders vielen Nerven ausgestattet, wie zum Beispiel unsere Fingerkuppen und unsere Lippen. Treten hier Verletzungen auf und sind diese sehr schmerzhaft und ausstrahlend, so ist das Arzneimittel **Hypericum** das vorrangige.

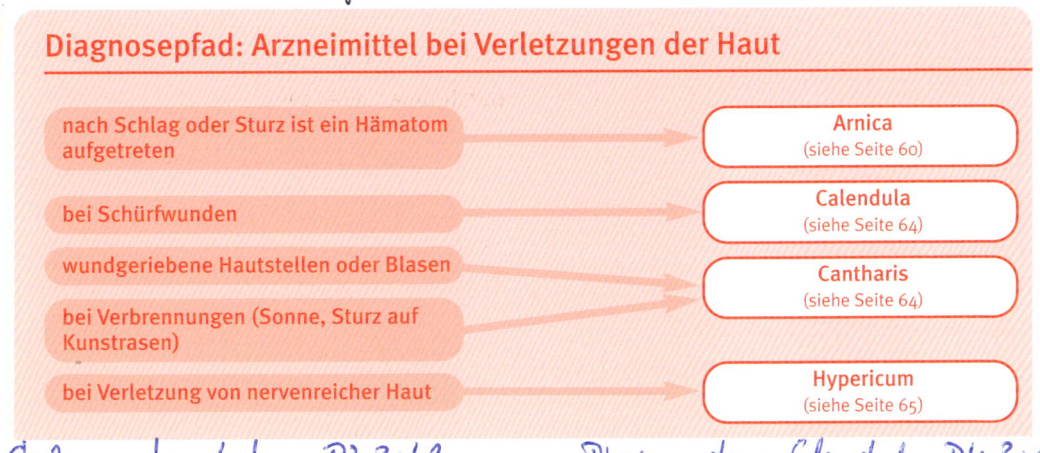

Diagnosepfad: Arzneimittel bei Verletzungen der Haut

nach Schlag oder Sturz ist ein Hämatom aufgetreten	**Arnica** (siehe Seite 60)
bei Schürfwunden	**Calendula** (siehe Seite 64)
wundgeriebene Hautstellen oder Blasen	**Cantharis** (siehe Seite 64)
bei Verbrennungen (Sonne, Sturz auf Kunstrasen)	
bei Verletzung von nervenreicher Haut	**Hypericum** (siehe Seite 65)

Stichwunden: Ledum D3 3x tgl.   Risswunden: Calendula D4 3x tgl.
Schnittwunden : Staphisagria D3 3x tgl.

Nerven

Zur Verletzung von nervenreichen Geweben sind unter dem Kapitel Haut schon die Fingerkuppen und die Lippen angeführt. Die Wirbelsäule ist ein weiterer Teil unseres Körpers, der sehr nervenreich ist.

Besonders bei einem **Sturz** auf das Steißbein, den Teil unserer Wirbelsäule, der sich ans Kreuzbein anschließt und das untere Ende der Wirbelsäule bildet, ist die homöopathische Arznei **Hypericum** zur Behandlung gut *D30* geeignet. Wurden durch einen Sturz oder

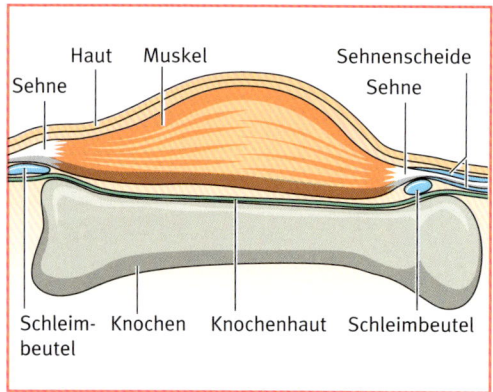

Dieses Schema zeigt, wie die verschiedenen Gewebe unseres Körpers an Armen und Beinen angeordnet sind.

Haut   Muskel   Sehnenscheide
Sehne   Sehne
Schleimbeutel   Knochen   Knochenhaut   Schleimbeutel

Schlag andere Teile der Wirbelsäule erschüttert, kann ebenfalls diese Arznei angewendet werden.

Quetschungen : Arnica + Hypericum D30

Muskeln

Die Muskeln geben unserem Körper Halt und die Kraft für Bewegungen. Sie liegen unterhalb der Haut und werden bei der Einwirkung von äußerer Gewalt wie bei Stürzen oder Schlägen häufig mit verletzt. Eine weitere Verletzungsursache der Muskulatur liegt in ihrer Überbelastung.

Prellung, Schlag, »stumpfe Verletzung«

Wie schon unter dem Abschnitt »Haut« beschrieben, treten bei solch einer Verletzung ein Bluterguss (Blaufärbung) und der jedem bekannte Verletzungsschmerz auf, der durch Berührung, Druck und durch Bewegung der betroffenen Körperteile verschlimmert wird. Die Arznei **Arnica** ist bei solchen Beschwerden das passende homöopathische Arzneimittel.

kraftig, draltig : Bellis perennis
Quetschung : Arnika

Verletzung der Muskeln durch Überanstrengung

Eine Überanstrengung der Muskulatur kann zu verschiedenen Formen von Verletzungen führen und unterschiedliche Beschwerden hervorrufen. Es können der Muskelkrampf, der Muskelkater, die Zerrung und der Muskelfaserriss voneinander unterschieden werden. **Muskelkrämpfe** treten bei Ausdauersportarten wie Langlauf oder auch beim Fußball häufig in der Muskulatur der Beine auf. Der Muskel ist im Krampf hart und schmerzhaft. Die Ursache für die Krämpfe liegt nach heutigem Kenntnisstand in einer Überanstrengung, die mit einer daraus resultierenden Übersäuerung zu einer Ermüdung der Muskeln führt. Durch die im überanstrengten Muskel vermehrt gebildete Milchsäure wird der Muskel weniger dehnbar und ist anfälliger für einen Krampf. Die frühere Vorstellung, dass die sportlichen Aktivitäten des Sportlers zu einem Magnesiummangel führen und dieser die Krämpfe verursachen würde, hat sich als unhaltbar erwiesen. Nur wenn durch die Einnahme von bestimmten Arzneimitteln (Diuretika, Kontrazeptiva) eine Elektrolytstörung vorliegt, kann hier eine Ursache für Krämpfe gefunden werden. Eine Selbstbehandlung der Muskelkrämpfe mit Homöopathie ist wenig Erfolg versprechend. Wichtig ist es, durch eine Verbesserung des Trainings die Krampfneigung zu verringern. Neben den Muskelkrämpfen ist der **Muskelkater** das häufigste Muskelproblem bei Menschen, die sich sportlich betätigen. Charakteristisch hierfür ist, dass die Muskelschmerzen erst einige Stunden nach der Überanstrengung auftreten und innerhalb einer Woche wieder abklingen. Auslöser für Muskelkater können ungewohnte Anstrengungen nach längerer Trainingspause, neue, noch ungeübte Bewegungsabläufe oder körperliche Höchstleistungen bei Wettkämpfen sein. Ursache für die Schmerzen sind nach neusten Erkenntnissen Mikroverletzungen der Muskelzellen, die dann zum Zelluntergang führen. Auch wenn dies dramatisch klingt, ist der Muskelkater

Mein Rat

Ein gut aufgebautes Training schützt vor Muskelkater. Dazu gehören Abwechslung und ein langsames Steigern des Trainingspensums. Da besonders die »exzentrische Muskelbelastung« (wenn unsere Muskulatur Bewegungen abfängt, wie z. B. beim Bergabgehen) zu Muskelkater führt, ist es sinnvoll, auch diese Muskeln zu trainieren. Tritt Muskelkater auf, sollte eine etwa einwöchige Trainingspause eingelegt werden.

meistens eine harmlose Beschwerde. Die in oben stehendem Kasten genannten Tipps sind in der Regel ausreichend. Sollte der Muskelkater allerdings so stark ausgeprägt sein, dass weitere Hilfe nötig wird, kann diese in der homöopathischen Arznei **Arnica** gefunden werden. *[handschriftlich: D30 1x, total, Diffus: fellis perennis]*
In anderen Ratgebern wird die vorbeugende Einnahme von Arnica zur Verhütung von Muskelkater empfohlen. Dies ist kritisch zu sehen, da im Konzept der Homöopathie in der Regel überhaupt zuerst einmal Beschwerden vorhanden sein müssen, damit eine Arznei ausgewählt und angewendet werden kann. Eine vorbeugende Arzneigabe ist deshalb ein »Schuss ins Blaue«. Dies gilt sowohl für die gewählte Arznei als auch für die Dosis. Ebenso ist eine Beurteilung der Wirkung unmöglich. Denn woran sollte diese beurteilt werden, wenn keine Beschwerden bestanden haben?
[handschriftlich: Noct R. Wadenkrämpfe: Mag-ph D4 3x tgl. Calcium]
Eine **Muskelzerrung** geht mit einem allmählich entstehenden Schmerz einher, der bei

[handschriftlich am Seitenende: Muskelkrämpfe: Cuprum metallicum D30 1x Mag-ph]
[handschriftlich: Vorbeugend: getrocknete Aprikosen + Bananen, heiße Dusche Franzbranntwein]

Mein Rat

Zur Entscheidungshilfe, welche Arznei am besten geeignet ist, bieten sich Kriterien an, die bei diesen Verletzungen häufiger beobachtet wurden. Lesen Sie bei der Wahl eines Arzneimittels immer im Steckbrief der Arznei (ab Seite 60) nach, denn es können in Ihrem Fall durchaus auch andere Beschwerden bestehen. So können Sie das für Sie geeignetste Arzneimittel finden.

weiterer Belastung stetig zunimmt, bis ein Muskelkrampf ein Ende der Bewegung erzwingt. In Ruhe ist der gezerrte Muskel weitgehend schmerzfrei. Als Hauptursache wird ein ungenügendes Aufwärmen der Muskulatur vor der Kraftanstrengung angesehen. Zur homöopathischen Behandlung stehen **Arnica** oder **Rhus toxicodendron** zur Wahl. *D30 1x*

Ein **Muskelfaserriss** verursacht vom Augenblick der Verletzung an sofort heftige Schmerzen. Dieser Schmerz besteht auch in Ruhe und häufig tritt ein Bluterguss (Hämatom) auf. Auch hier wird die Ursache in einer nicht ausreichenden Aufwärmung gesehen. Zur

homöopathischen Behandlung kommen die Arzneimittel **Arnica, Bryonia** oder **Rhus toxicodendron** infrage. *Calendula*

Die bisher genannten Verletzungen der Muskeln eignen sich für eine Selbstbehandlung. Kommt es zu Muskelteilabrissen, die sich manchmal schon durch eine veränderte Muskelstruktur mit bloßem Auge erkennen lassen, ist ein Arztbesuch geboten. *Cupr-met. D30 1x Berube + Ruhe*

Eine Verletzung der Muskelfaszie (eine Umhüllung der Muskeln) durch äußere Gewalteinwirkung kann zu einer Muskelhernie führen. Der Muskel quillt wie bei einem Leistenbruch sichtbar hervor. Auch bei dieser Verletzung müssen Sie einen Arzt aufsuchen.

Zerrung: Ruhigstellung, Bandage
Riss: OP, Gips

Sehnen

Die Sehne ist das Bindeglied zwischen Muskel und Knochen. Sie hat die Aufgabe, die Muskelkraft zu übertragen und so Bewegungen zu bewirken. Längere Sehnen sind zum Schutz vor Verschleiß in Hüllen, den sogenannten Sehnenscheiden, verpackt. Schleimbeutel sind mit Flüssigkeit gefüllte Polster, um Muskeln und Sehnen vor Reibung

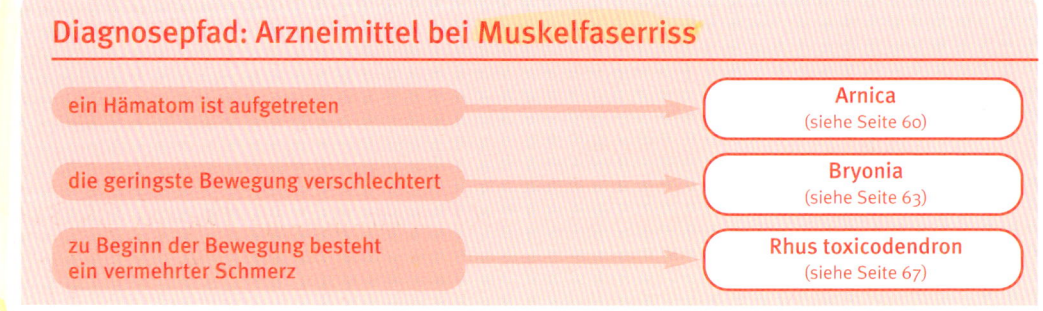

Diagnosepfad: Arzneimittel bei Muskelfaserriss

ein Hämatom ist aufgetreten	**Arnica** (siehe Seite 60)
die geringste Bewegung verschlechtert	**Bryonia** (siehe Seite 63)
zu Beginn der Bewegung besteht ein vermehrter Schmerz	**Rhus toxicodendron** (siehe Seite 67)

an Knochenvorsprüngen zu schützen. Durch Überanstrengung kann es zu entzündlichen Erscheinungen an Sehnenansätzen, den Sehnenscheiden oder den Schleimbeuteln kommen. Sind Sehnen bei **Überanstrengung** in Mitleidenschaft gezogen, kommt das Arzneimittel **Rhus toxicodendron** vorrangig in die engere Wahl.

Ein Sehnenabriss, der durch einen starken Schmerz und Funktionsverlust gekennzeichnet ist, muss ärztlich versorgt werden. *Rhus tox* *später* *Anacardium*

Quetschung: Calendula

Knochenhaut (Periost)

Die Knochenhaut umgibt den Knochen und versorgt ihn mit Nährstoffen. Da die Knochenhaut ein nervenreiches Gewebe ist, sind Verletzungen mit Beteiligung der Knochenhaut sehr schmerzhaft.

Bei **Prellung oder Schlag**, die man als »stumpfe Verletzung« bezeichnet, kann besonders an den Körperstellen, an denen die Knochen nicht durch Muskelschichten geschützt sind, auch die Knochenhaut verletzt werden. Dies sind zum Beispiel die Rippen und die Schienbeine. Eine Verletzung in diesen Körperregionen benötigt häufig die homöopathische Arznei **Ruta** zur Besserung der Schmerzen. *D33+ff.*

Da bei stumpfen Verletzungen immer die Haut mit verletzt wird, können auch die dort angegebenen Arzneimittel angezeigt sein (siehe Seite 38). Die richtige Arznei finden Sie mithilfe Ihrer Beschwerden, indem Sie unter der jeweiligen Arznei nachlesen. Lesen Sie dazu auch das Beispiel einer Rippenprellung beim Fußballspiel ab Seite 30.

Knochen

Die Verletzung von Knochen wird in der medizinischen Fachsprache als **Fraktur (Knochenbruch)** bezeichnet. Wenn Sie den Verdacht haben, dass Sie sich bei der Verletzung einen Knochen gebrochen haben, müssen Sie zur Abklärung und gegebenenfalls zur Behandlung zum Arzt (Unfallarzt/Sportarzt) gehen. *Arnika*

Eine Selbstbehandlung kann nur begleitend zu den medizinisch notwendigen Maßnahmen erfolgen. Die homöopathische Arznei **Symphytum** ist zur Unterstützung der Heilung bei Knochenbrüchen angezeigt. *D4 3x ff.*

Auch hier ist zu beachten, dass andere Gewebe wie die Haut, Muskulatur und die Knochenhaut mit verletzt worden sind und entsprechend dem jeweiligen Beschwerdebild die für die Verletzung dieser Gewebe geeignete Arznei auszuwählen ist.

Als eine Sonderform des Knochenbruchs ist in der Sportmedizin der Ermüdungsbruch zu be-

Mein Rat

Wenn einmal nicht sicher entschieden werden kann, welcher Arznei der Vorzug zu geben ist, so können Sie die Arzneimittel nacheinander anwenden. So ist bei einer Verletzung durch einen Tritt ans Schienbein besonders dann, wenn sich ein Bluterguss bildet, vorrangig die Arznei Arnica anzuwenden. Wenn diese nur eine Teilwirkung verrichten konnte oder die Schmerzen unverändert anhalten, dann ist das Arzneimittel Ruta zur weiteren Behandlung anzuwenden.

[handwritten notes top of page: Rippenbruch: halbsitzend → Arzt / Lunge beteiligt: Notarzt! / Wärmestrom: vorübergehend sicher. Transport in BC]

achten. Die Ursache einer Ermüdungsfraktur (Stressfraktur) wird in einer längere Zeit einwirkenden Dauerbelastung (Überbelastung) gesehen. Meist stellt sich heraus, dass die Sportler ihr Training gesteigert oder nach einer Trainingspause mit einem zu intensiven Training begonnen haben. Typischerweise treten die Schmerzen im Bereich des betroffenen Knochens zunächst bei Belastung auf und später auch in Ruhe. Auch ist der Knochen im Bereich der Fraktur druckempfindlich. Bei einer Ermüdungsfraktur kann die Arznei **Symphytum** angewendet werden. *[handwritten: D4 3×tgl.]*

[handwritten notes: Ruhigstellen + stabilisieren / offener Bruch: Notarzt! Steriler Wundverband / Arm: Hochziehen / Bein: liegenbleiben Seiten fixieren.]

Gelenke

Die Knochen unseres Skelettes sind durch die Gelenke miteinander verbunden. Die Gelenke ermöglichen die Bewegungen unseres Körpers. Das Gelenk wird von einer Gelenkkapsel umschlossen. Mediziner fassen die Gelenkkapsel als eine Fortsetzung der Knochenhaut auf, da sie wie diese gefäß- und nervenreich ist und ihr die Aufgabe der Ernährung und

Versorgung der Strukturen, die sie umschließt, zukommt. Die Bänder, die um die Gelenke angeordnet sind, sorgen für eine ausreichende Festigkeit. Eine Arznei, die spezifisch auf die Bänder wirkt, ist Rhus toxicodendron. *[handwritten: D4 3×]* Im Zusammenspiel der Bänder mit den Muskeln, die weitere Stabilität geben, und natürlich dem Nervensystem sind die vielfältigen Bewegungsabläufe unseres Körpers möglich. Die häufigsten Verletzungen sind Prellung und Verstauchung eines Gelenks. Hier ist Selbsthilfe gut möglich. Wenn ein Gelenk ausgerenkt (luxiert) ist, muss es vom Arzt wieder in die richtige Position gebracht werden. Ernstere Gelenkverletzungen müssen medizinisch abgeklärt werden.

Prellung, Schlag, »stumpfe Verletzung«

Wurde bei einem **Sturz** oder durch einen **Schlag** ein Gelenk verletzt, kann die Arznei **Arnica** als bewährtes Arzneimittel angezeigt sein, besonders wenn die Beschwerden den Wirkungen der Arznei ähneln. Des Weiteren kann auch eine der folgenden Arzneien angezeigt sein:

Bryonia kann auf Arnica folgen oder ist sogar vorzuziehen, wenn jede auch noch so kleine Bewegung den Schmerz auslöst und sich der Schmerz beim Ruhighalten des Gelenks deutlich bessert oder wenn Druck, Halten mit der Hand bzw. das Liegen auf dem betroffenen Gelenk eine Besserung bewirken. Eine auffallend große Empfindlichkeit auf Erschütterungen (Gehen, Husten oder Niesen) ist auch ein Hinweis auf diese Arznei.

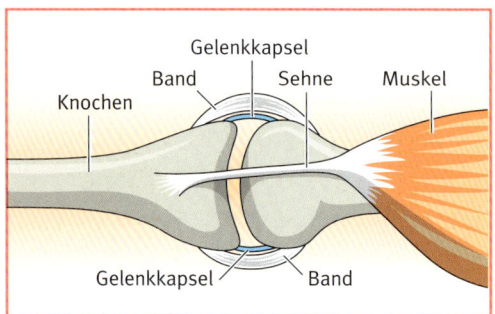

Gelenkkapsel
Band   Sehne   Muskel
Knochen
Gelenkkapsel   Band

Diese Darstellung zeigt den schematischen Aufbau eines Gelenks, hier in etwa den unseres Knies.

Verstauchen und »Umknicken«

Bei der **Verstauchung** eines Gelenks – zum Beispiel wenn Sie mit dem Knöchel beim Wandern, beim Laufsport oder beim Ballspiel umknicken – ist **Rhus toxicodendron** besonders dann bevorzugt anzuwenden, wenn sich Beschwerden zu Beginn einer Bewegung vermehren, durch fortgesetzte leichte Bewegung jedoch gebessert werden. Bei Verletzungen an den Beinen beobachten Sie, dass Sie nach kurzem »Einlaufen« das Gelenk weniger schmerzhaft spüren.

(handschriftlich: D6 alle 2 h)

Ruta ist besonders dann zu wählen, wenn sich die betroffenen Gelenke wie zerschlagen oder zerbrochen anfühlen und – ähnlich wie bei der Arznei Rhus toxicodendron – eine leichte Bewegung die Beschwerden bessert.
Ledum ist eine weitere mögliche Arznei, die besonders dann angezeigt ist, wenn ein sich bunt verfärbender Bluterguss auftritt und Schmerzen wie wund und zerschlagen beste-

Mein Rat

Zögern Sie nicht, fachliche Hilfe zu holen, wenn Sie unsicher oder die Beschwerden stark sind. Auch wenn sich die Schmerzen oder der Allgemeinzustand durch die ergriffenen Maßnahmen nicht bessern, ist dies notwendig. Zunehmende Beschwerden oder anhaltende Blutungen erfordern dringend ärztliche Hilfe.

hen, ohne dass die schon wiederholt eingenommene Arznei Arnica eine Besserung bewirken konnte. Eine Kälteempfindung im verletzten Körperteil ist ein weiterer Umstand, der auf diese Arznei weist.

Die Arzneimittel Ruta und Ledum können auch bei Verletzungen durch Prellung und Schlag angezeigt sein.

(handschriftlich: Verstauchung: Lange Ruhezeit zur Genesung!! + Gel (abschwellend), Kälte!)

Unterschiede der Arzneimittel für Gelenkverletzungen

Arzneimittel	typisches Symptom	Schmerz-empfindung	besser durch	schlechter durch
Arnica	Hämatom	zerschlagen	Ruhe	Bewegung
Ledum	lokales Kälte-empfinden	wie wund und zerschlagen	Ruhe	Bewegung
Bryonia	hält die schmerzende Stelle mit der Hand	stechend	Ruhe	geringste Bewegung, Erschütterung
Ruta	Knochen und Knochenhaut sind betroffen	zerschlagen, zerbrochen	Bewegung	Anfang der Bewegung
Rhus toxicodendron	Sehnen und Bänder sind betroffen	zerrissen, reißend	Bewegung	Anfang der Bewegung

(handschriftlich: Verrenkung: Hoch lagern, ruhigstellen → Arzt!)

[handschriftliche Notiz oben:] Kater: Kopfschmerzen Nux-vomica D30 1x / Übelkeit Tabacum D30 1x

Verletzungen – von Kopf bis Fuß

[handschriftliche Notiz:] Schwindel durch Schlafmangel Cocculus D12 1x

Auf den vorangehenden Seiten fanden Sie die Verletzungen nach Gewebe und Art der Verletzung aufgeschlüsselt. Auf den folgenden Seiten wird nun auf die Besonderheiten von Verletzungen an den verschiedenen Körperteilen eingegangen und welche Homöopathika jeweils angezeigt sind.

[handschriftliche Notiz links:] Nasenbluten: 5 min zusammendrücken, kalte Kompresse in Nacken / durch Schlag: Arnika

Kopf

Verletzungen am Kopf sind bei vielen Sportarten möglich. Gefürchtet sind Stürze beim Radsport, beim Skaten und beim Skifahren. Das Tragen eines Helms kann ernstere Verletzungen am Kopf verhüten helfen.
Arnica ist das bewährteste Arzneimittel bei »**stumpfen Verletzungen**« und kann als erstes angewendet werden, es sei denn, die Beschwerden weisen auf ein anderes Arzneimittel hin.
Besteht nach einem Sturz oder Schlag eine Erinnerungslücke oder waren Sie bewusstlos, weist das auf eine **Gehirnerschütterung** hin. Gehen Sie in einem solchen Fall zur Abklärung

der Verletzung zum Unfallarzt. Nehmen die Beschwerden zu und tritt Erbrechen auf, besteht der Verdacht auf eine Blutung im Gehirn und Sie müssen dringend in ärztliche Obhut (Notarzt rufen!).
Auch zur Behandlung einer Gehirnerschütterung ist das Arzneimittel **Arnica** angezeigt. *[handschr.: D30 D200]* Sollte Arnica einmal keine deutliche Besserung bewirken, kann die Arznei **Hypericum** *[handschr.: Nicht allein lassen]* angewendet werden, besonders dann, wenn typische Symptome bestehen (siehe unter Hypericum Seite 65).
Sind Sie bei der Ausübung Ihres Sports längere Zeit der direkten Sonne ausgesetzt oder *[handschr.: Kälte zuckt Tücher]* wenn es sehr heiß ist, besteht die Gefahr einer Hitzekrankheit oder eines **Sonnenstichs**. Kinder und ältere Menschen sind besonders anfällig dafür. Typische Beschwerden *[handschr.: Benommenheit Apis]* können Kopfschmerzen, Pochen in den Schläfen, Benommenheit, Schwindelgefühl, Übelkeit und Kaltschweißigkeit sein. Machen Sie *[handschr.: dunkel Angst Lachesis D30]* beim Auftreten solcher Beschwerden unbedingt eine Pause und trinken Sie etwas. Vorbeugen können Sie durch das Tragen einer geeigneten Kopfbedeckung und durch ausreichende Flüssigkeitszufuhr. Die zur Selbsthilfe *[handschr.: Ohnmacht Arsen D30]* geeignete Arznei ist bei diesen Symptomen **Belladonna**.

[handschriftliche Notiz:] Kopfwunde: sterile Bedeckung → Arzt / Kieferbruch: vornübergebeugt sitzen. Transport im Beatschlage

Auge

Verletzungen am Auge sind eher selten beim Sport. Allerdings liegen Ballsportarten wie

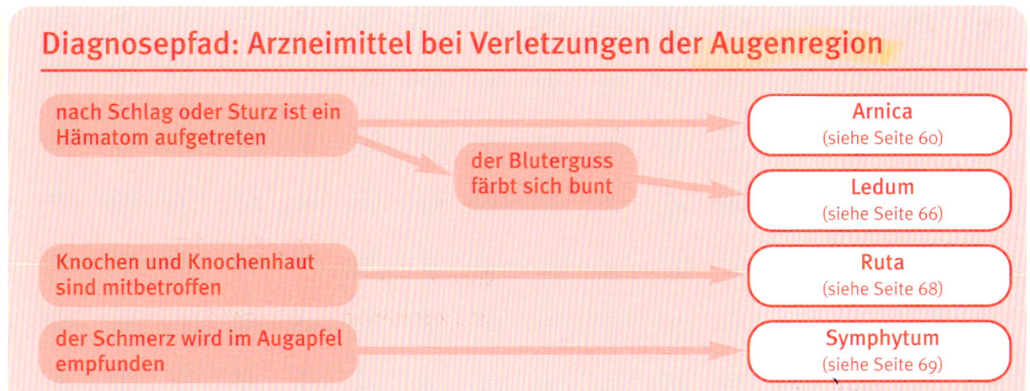

Diagnosepfad: Arzneimittel bei Verletzungen der Augenregion

nach Schlag oder Sturz ist ein Hämatom aufgetreten	**Arnica** (siehe Seite 60)
der Bluterguss färbt sich bunt	**Ledum** (siehe Seite 66)
Knochen und Knochenhaut sind mitbetroffen	**Ruta** (siehe Seite 68)
der Schmerz wird im Augapfel empfunden	**Symphytum** (siehe Seite 69)

Hockey und Squash in der Statistik der Augenverletzungen beim Sport vorne. Ein Augenarzt sollte unbedingt abklären, ob eine ernstere Verletzung vorliegt.

Beim »blauen Auge« kommen die Arzneimittel **Arnica** oder **Ledum** in die engere Wahl. Sind die **Knochen** um die Augenregion besonders betroffen, kann bei passender Symptomatik auch **Ruta** zur Behandlung in Frage kommen. Ist der Augapfel verletzt (**Schmerzempfinden im Auge**) kann begleitend zu den ärztlichen Anweisungen mit **Symphytum** behandelt werden.

Armbruch: Trigebuch

Schulterregion

Bei bestimmten Sportarten haben Verletzungen der Schulter einen hohen Anteil. Dies sind besonders Ballsportarten und Mannschaftssportarten, bei denen es mitunter zu heftigen Körperkontakten kommt. Auch Stürze aus hoher Geschwindigkeit wie beim Radfahren, Skaten, Skifahren oder Reiten haben häufiger Schulterverletzungen zur

Folge. Für die homöopathische Behandlung ist dem Arzneimittel **Arnica** besondere Aufmerksamkeit zu schenken. Es kommen in der Regel auch alle Arzneimittel in Betracht, die im Abschnitt »Gelenke« auf Seite 44 f. genannt sind.

Ellenbogengelenk

Am Ellenbogengelenk treten Schmerzen häufig durch **Über-** oder **Fehlbelastungen** auf. Der Werfer- oder Tennisellenbogen (»Tennisarm«) steht für solche Beschwerden. Betroffen sind dabei hauptsächlich die Sehnen und der Übergang vom Muskel in die Sehne.

Das Arzneimittel **Rhus toxicodendron** kann hier vorrangig angewendet werden. Je nachdem wie sich die Schmerzen zeigen, können auch **Arnica**, **Ruta** oder **Bryonia** angezeigt sein. (Siehe auch Tabelle Seite 45.) Bestehen die Beschwerden längere Zeit, sollte fachkundige Hilfe durch einen Facharzt oder Homöopathen hinzugezogen werden.

Handgelenk

Bei einer **Überanstrengung** des Handgelenks, wie sie bei Radfahrern vorkommen kann, handelt es sich in der Regel um eine Sehnenscheidenentzündung. Die passende Arznei für die damit verbundenen Beschwerden ist **Rhus toxicodendron**. Typisch ist die Verschlimmerung zu Beginn der Bewegung mit einer Besserung, wenn die Bewegung eine Weile fortgesetzt wird. Verschlimmert schon die kleinste Bewegung und bessert alleine die Ruhigstellung des Gelenks, ist **Bryonia** das passende Arzneimittel. (Siehe auch Tabelle Seite 45.)

Rippen

Kommt es bei einem **Sturz** oder durch einen **Schlag** zu einer Verletzung der Rippen, ist **Ruta** ein sehr bewährtes Arzneimittel. Gehen die Beschwerden mit einem Bluterguss und einer ausgesprochenen Berührungsempfindlichkeit einher, so ist **Arnica** der Vorzug zu geben. Auch **Bryonia** kann bei Verletzungen der Rippen angezeigt sein, wenn geringste Bewegungen und Erschütterungen wie etwa

Husten oder festes Auftreten verschlimmern. Typisch ist auch, dass das Bedürfnis besteht, die verletzte Stelle mit der Hand zu halten, oder dass das Liegen auf der schmerzhaften Stelle bessert. Wenn die Schmerzen stechend sind, weist das auch auf die Arznei Bryonia hin. *Rippenbruch: halbsitzend → Arzt + Atemnot: Notarzt!*

Bauch

Verletzungen in der Bauchregion sind beim Sport eher selten. Sie können allerdings durch **Schläge** oder **Tritte** beim Mannschaftssport vorkommen, durch **Stürze** mit Aufprall auf Hindernisse oder durch den ausschlagenden Tritt eines Pferdes. Bei schwerwiegenderen Verletzungen muss auch an eine mögliche Verletzung der inneren Organe und damit die Gefahr einer inneren Blutung gedacht werden. Deshalb sollte zur Abklärung ein Arzt aufgesucht werden. Zunehmende Beschwerden nach einer solchen Verletzung sollten Sie alarmieren! Das Parademittel in der Homöopathie für stumpfe Verletzungen mit Blutergüssen ist **Arnica**. Daneben können auch die Arzneimittel **Bellis** oder **Bryonia** passende Arznei-

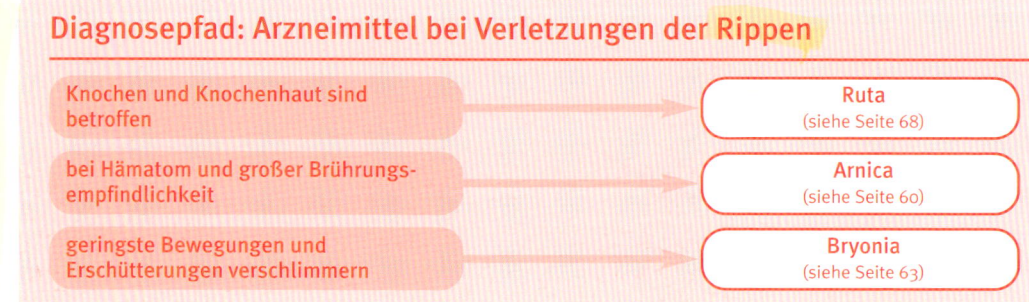

Diagnosepfad: Arzneimittel bei Verletzungen der Rippen

Knochen und Knochenhaut sind betroffen	**Ruta** (siehe Seite 68)
bei Hämatom und großer Brührungsempfindlichkeit	**Arnica** (siehe Seite 60)
geringste Bewegungen und Erschütterungen verschlimmern	**Bryonia** (siehe Seite 63)

Unterschiede der Arzneimittel für Bauchverletzungen

Arzneimittel	typisches Symptom	Schmerz- empfindung	besser durch	schlechter durch
Arnica	Hämatom	zerschlagen	Ruhe	Bewegung
Bellis perennis	Schmerz wird tief im Gewebe empfunden	wund und gequetscht	fortgesetzte Bewegung, Druck	Beginn der Bewegung
Bryonia	hält die schmerzende Stelle mit der Hand	stechend	Ruhe	geringste Bewegung, Erschütterung

mittel sein. Für **Bellis** charakteristisch ist ein Schmerzempfinden mehr in der Tiefe des Gewebes. Auf **Bryonia** weisen der sich bei geringsten Bewegungen verschlimmernde Schmerz, der auch durch Erschütterungen (Gehen, Husten, Niesen) verstärkt wird, und das Bedürfnis, die verletzte Stelle mit der Hand festzuhalten, hin.

Hodenquetschung : Argentum metallicum

Rücken

Stumpfe Verletzungen des Rückens durch Schlag oder Stoß können bei Bedarf mit **Arnica** behandelt werden. Ein **Sturz auf das**

Steißbein indiziert die Arznei **Hypericum.** Sind durch zu **schweres Heben** oder eine **Zerrung** Beschwerden entstanden, ist häufig das Arzneimittel **Rhus toxicodendron** angezeigt.

Hüftgelenk

Hüfte und Oberschenkel zeichnen sich durch große Muskelpakete aus. Daher finden bei Verletzungen in dieser Körperregion oft Arzneimittel Anwendung, die zur Muskulatur und zu den Sehnen einen Bezug haben. Die Arzneimittel **Arnica** und **Rhus toxicodendron** sind neben weiteren Arzneien, die in den Abschnit-

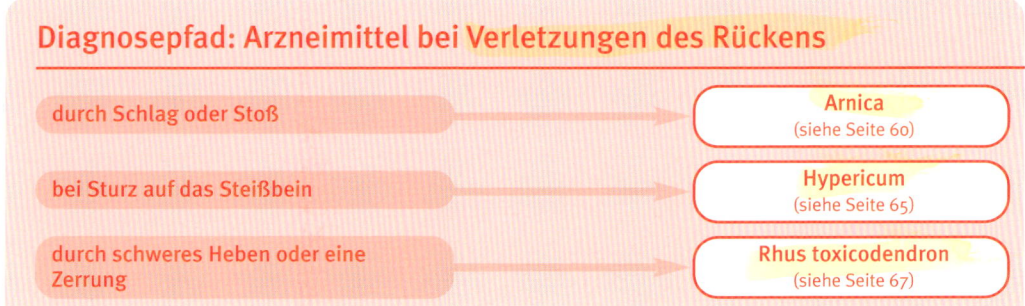

Diagnosepfad: Arzneimittel bei Verletzungen des Rückens

durch Schlag oder Stoß	→	**Arnica** (siehe Seite 60)
bei Sturz auf das Steißbein	→	**Hypericum** (siehe Seite 65)
durch schweres Heben oder eine Zerrung	→	**Rhus toxicodendron** (siehe Seite 67)

Beinbruch: liegenbleiben, Seiten fixieren

ten »Muskeln« (siehe Seite 40 ff.) und »Gelenke« (siehe Seite 44 ff.) genannt werden,
zur Behandlung angezeigt.

Skibein: Castor equi D30 1x
Hypericum

Knie

Arnika

Das Knie gilt als der beim Sport am häufigsten verletzte Körperteil überhaupt. Das trifft
besonders auf die Sportarten Fußball und
Skifahren zu. Bei den Verletzungen durch
äußere Krafteinwirkung werden vor allem die
Bänder und die Gelenkkapsel beschädigt.
Eine ärztliche Abklärung ist notwendig. Unter-
stützend zu den ärztlichen Anordnungen
können die Arzneien **Arnica** oder **Rhus toxicodendron** angewendet werden.
Bei **Über-** und **Fehlbelastungen** sind es die
Sehnen, die Sehnenscheiden und die Schleimbeutel, die gereizt sind. Je nachdem, wie sich
die Beschwerden zeigen, können die Arzneimittel **Rhus toxicodendron**, **Ruta** oder **Bryonia**
helfen. (Siehe Tabelle Seite 45.)

Mein Rat

Für die Auswahl einer homöopathischen
Arznei ist nicht zwingend, dass alle an-
gegebenen typischen Symptome bei einer
Verletzung aufgetreten sind. Auch wenn
zum Beispiel der stechende Charakter der
Schmerzen fehlt, ist das auf die anderen
Symptome gut passende Arzneimittel
dennoch das richtige.

Schienbein

Verletzungen durch **Stoß** oder **Schlag** am
Schienbein benötigen vorrangig das Arzneimittel **Ruta** wegen seines Bezugs zu Knochenhaut und zu Knochenverletzungen. Das
Schienbeinkantensyndrom bezeichnet
Schienbeinschmerzen, die durch eine **Überlastung** der Unterschenkelmuskulatur – vor
allem im Laufsport – hervorgerufen werden.
Hier müssen unbedingt mögliche Ursachen
wie unpassende Schuhe oder Fehlstellungen
des Fußes beseitigt werden. Zur Behandlung
mit Arzneimitteln bietet sich außer Ruta noch
Rhus toxicodendron an, je nachdem, wie die
Beschwerden sich zeigen und welcher Arznei
so der Vorzug zu geben ist.

Fußgelenk

Ähnlich wie beim Knie sind Verletzungen des
Sprunggelenks im Sport sehr häufig. Tennis
und Basketball sind die Sportarten, die in der
Verletzungsstatistik des Sprunggelenks ganz
oben stehen. Beim **Umknicken** mit dem Fuß
sind vor allem die Bänder, die dem Gelenk
Halt geben, betroffen. Es können aber auch
Muskeln und Sehnen verletzt sein. Je nachdem welches Beschwerdebild auftritt, können
die Arzneimittel **Arnica, Ledum, Rhus toxicodendron** oder **Ruta** angezeigt sein.
Auch eine **Überanstrengung des Fußgelenks**
kann im weitesten Sinne als eine Verletzung
aufgefasst werden.
Siehe hierzu die Tabelle zu den Verletzungen
der Gelenke Seite 45.

Fuß

Sind die Zehen durch **Anstoßen** oder **Quetschung** verletzt, ist **Arnica** ein bewährtes Arzneimittel. Sind die **Zehengelenke** mit betroffen, hat sich **Ledum** als Arznei, die auch auf die Gabe von Arnica folgen kann, als hilfreich erwiesen. Dies gilt natürlich für die Fälle, bei denen eine Ähnlichkeit der Beschwerden zu den Symptomen der Arznei vorliegt.

Eine **Überlastung** des Fußes, wie sie bei den Laufsportarten vorkommt, zeigt sich in einer Schmerzhaftigkeit der Fußsohle. Sie ist bedingt durch einen Reizzustand der Plantarfaszie, eines Gewebes, das – wie die Bänder um die Gelenke herum – dem Fuß mit seinen vie-

len Knochen und Gelenken Halt gibt. Typische Beschwerden sind schmerzhafte erste Schritte morgens nach dem Aufstehen. Die Schmerzen werden als ziehend oder reißend beschrieben. **Rhus toxicodendron** ist für diese Beschwerden ein passendes Arzneimittel. Sie sollten darüber hinaus auf jeden Fall Ihr Training reduzieren und Ihre Schuhe überprüfen. Sollten sich die Beschwerden, nachdem die Arznei wie vorgeschlagen auch wiederholt worden ist, nicht vollständig bessern, so kann im Anschluss daran das Arzneimittel **Ruta** angewendet werden. Denn wie Sie auf Seite 69 nachlesen können, ist auch für diese Arznei eine Besserung durch Bewegung charakteristisch.

Blase: Cantharis D30 + Calendulasalbe

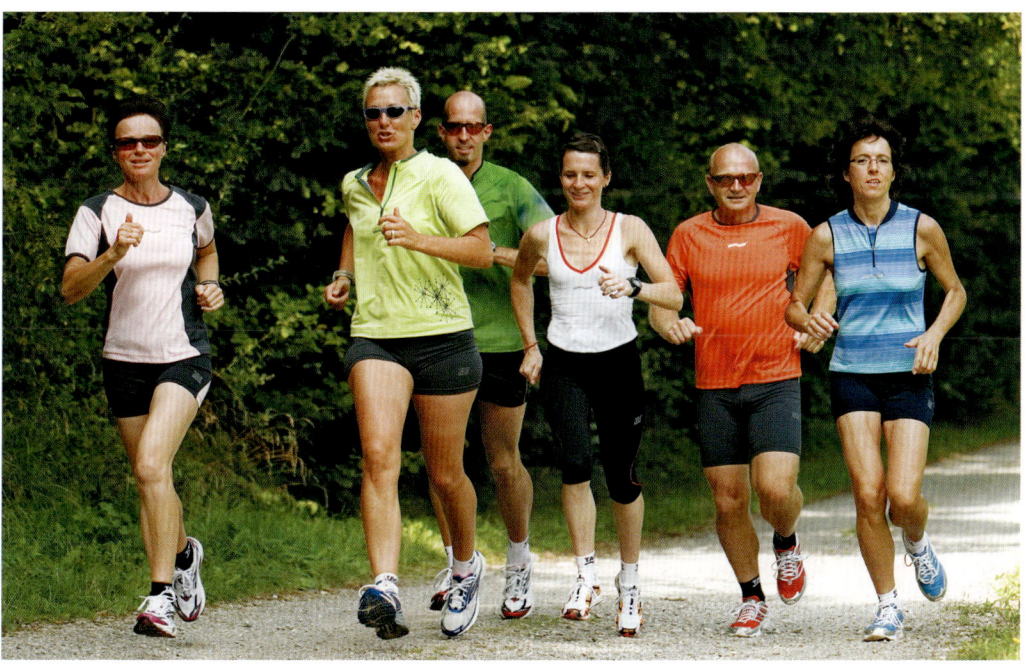

Laufen zählt zu den beliebtesten Sportarten. Eine Überlastung der Füße ist dabei keine Seltenheit. Auch in diesem Fall bietet die Homöopathie wirkungsvolle Arzneien.

Schuh: Arnika-Gel, kurze Fußnägel, Wollsocken!

Diagnosepfad: Verletzungen – von Haut bis Knochen

Verletzungen der Nerven
(Fingerspitzen, Lippen,
Wirbelsäule)

durch Verbrennung

durch Wundlaufen, Blasen

Verletzungen der Haut

Schürfwunden

durch Prellung, Quetschung,
Schlag

Verletzungen der Muskeln

durch Überanstrengung

Verletzungen von Sehnen und
Bändern

zu Beginn der Bewegung
vermehrter Schmerz, der sich
bei fortgesetzter Bewegung
bessert

Verletzungen der Knochen
und der Knochenhaut

besonders wenn die
Schmerzen wie zerbrochen
oder zerschlagen sind

Verletzungen der Gelenke

besonders wenn die
Schmerzen ausstrahlen

Hypericum
(siehe Seite 65)

Cantharis
(siehe Seite 64)

Calendula
(siehe Seite 64)

wenn tief liegende Gewebe
betroffen sind

Bellis perennis
(siehe Seite 62)

besonders wenn ein
Hämatom auftritt

Arnica
(siehe Seite 60)

die geringste Bewegung verschlechtert

Bryonia
(siehe Seite 63)

Rhus toxicodendron
(siehe Seite 67)

zur Heilungsförderung bei
Knochenbrüchen

Symphytum
(siehe Seite 69)

Ruta
(siehe Seite 68)

**Siehe unter dem Diagnosepfad
»Verletzungen – von Kopf bis Fuß«.**

Die Dosierung der Arzneimittel

finden Sie auf Seite 21

Diagnosepfad: Verletzungen – von Kopf bis Fuß / Teil 1

Verletzungen des Kopfes

bei Sonnenstich / Hitzekrankheit

Verletzungen des Auges und
der Augenregion

durch Prellung, Quetschung
oder Schlag

Verletzungen der Rippen

Verletzungen von Bauch- und
Beckenraum

durch Prellung, Quetschung
oder Schlag

Belladonna
(siehe Seite 62)

wenn bei Gehirnerschütte-
rung Arnica nicht vollständig
bessert

Hypericum
(siehe Seite 65)

Arnica
(siehe Seite 60)

wenn der Bluterguss sich
bunt färbt

Ledum
(siehe Seite 66)

besonders wenn ein Schmerz
im Auge empfunden wird

Symphytum
(siehe Seite 69)

Knochen und Knochenhaut
sind mitbetroffen

Ruta
(siehe Seite 68)

besonders wenn die geringste
Bewegung verschlimmert

Bryonia
(siehe Seite 63)

Arnica
(siehe Seite 60)

besonders wenn die
Verletzung in der Tiefe
des Gewebes liegt

Bellis perennis
(siehe Seite 62)

Die Dosierung der Arzneimittel
finden Sie auf Seite 21

Diagnosepfad: Verletzungen – von Kopf bis Fuß / Teil 2

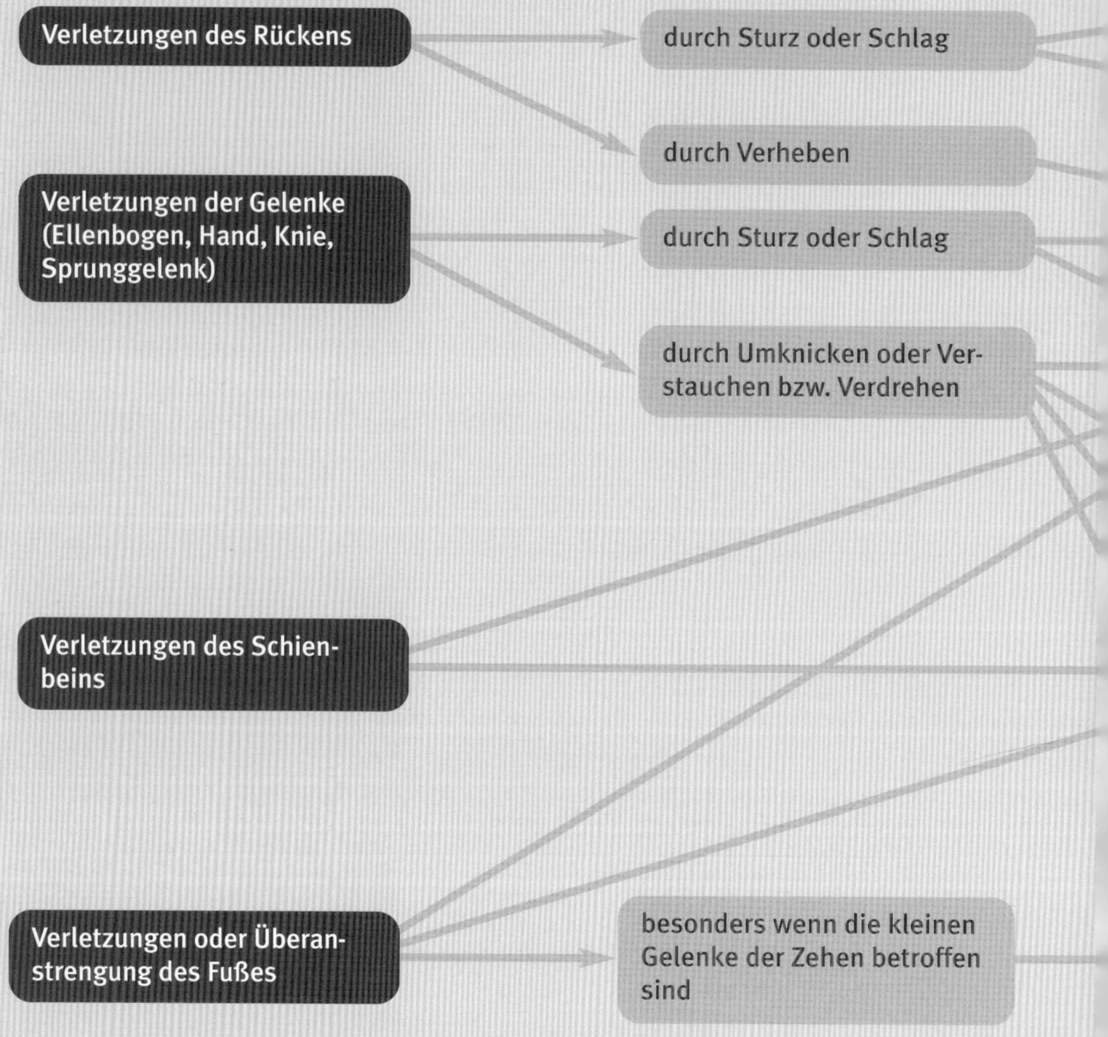

Verletzungen des Rückens

durch Sturz oder Schlag

durch Verheben

Verletzungen der Gelenke
(Ellenbogen, Hand, Knie,
Sprunggelenk)

durch Sturz oder Schlag

durch Umknicken oder Ver-
stauchen bzw. Verdrehen

Verletzungen des Schien-
beins

Verletzungen oder Überan-
strengung des Fußes

besonders wenn die kleinen
Gelenke der Zehen betroffen
sind

bei Erschütterung der Wirbelsäule oder Sturz auf das
Steißbein

Hypericum
(siehe Seite 65)

Arnica
(siehe Seite 60)

Rhus toxicodendron
(siehe Seite 67)

besonders wenn fortgesetzte
Bewegung bessert

besonders wenn die geringste Bewegung verschlimmert

Bryonia
(siehe Seite 63)

besonders wenn die Schmerzen wie zerbrochen oder zerschlagen sind

Ruta
(siehe Seite 68)

wenn der Bluterguss sich
bunt färbt

Ledum
(siehe Seite 66)

Die Dosierung der Arzneimittel

finden Sie auf Seite 21

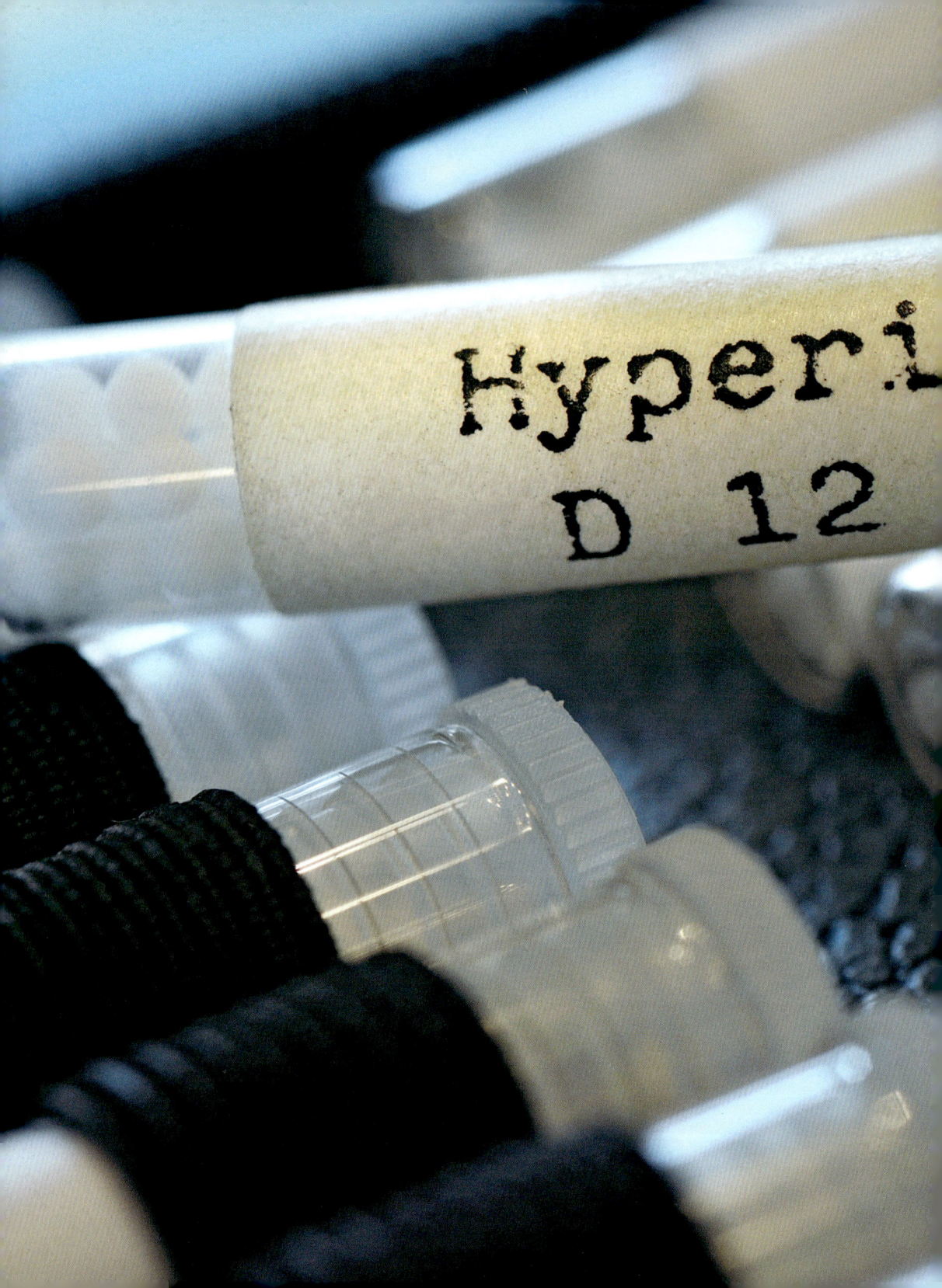

Die Arzneimittel und ihre Wirkungen

Welches Arzneimittel passt am besten zu meinen Beschwerden?

Hier können Sie nähere Einzelheiten über die Wirkungen der vorgeschla-

genen Arzneimittel nachlesen und dann das passende Homöopathikum

für sich auswählen. Sollten zwei oder drei Arzneien in die engere

Wahl kommen, entscheiden Sie anhand der Arzneimittelsteckbriefe

leichter, welcher Sie am besten den Vorzug geben.

Elf Arzneimittel für die Behandlung von Sportverletzungen

Zu den elf homöopathischen Arzneimitteln, die in diesem Buch zur Selbstbehandlung von Verletzungen empfohlen werden, finden Sie in diesem Kapitel jeweils einen »Steckbrief«. Er ermöglicht Ihnen, schnell die richtige Arznei zur Linderung und Heilungsunterstützung Ihrer Verletzung auszuwählen.

In diesem Ratgeber werden nur die Wirkungen der genannten Arzneien angeführt, die für Verletzungen wichtig sind. Natürlich haben alle diese Arzneien ein darüber hinausgehendes Spektrum an Einsatzmöglichkeiten bei vielen verschiedenen Erkrankungen. Die Konzentration auf Verletzungen macht es sehr viel einfacher, die geeignete Arznei zur Behandlung Ihrer Beschwerden zu finden. Sie können so die Wirkungen der Arzneien gut voneinander unterscheiden und finden rasch die passende Arznei.
Achten Sie dabei auch auf die unterschiedlichen Schmerzempfindungen, die einige Arzneimittel voneinander unterscheiden. Auch die Angaben, welche Umstände die Beschwerden bessern oder verschlechtern, helfen bei der Auswahl.
Wie Sie die hier im Folgenden beschriebenen Arzneimittel am besten anwenden (dosieren), lesen Sie im Kapitel »So wird richtig dosiert« auf Seite 21.

Arnica (Bergwohlverleih)

Arnica montana ist eine Pflanze, die in den europäischen Mittel- und Hochgebirgen wächst. Der volkstümliche Name »Fallkraut« zeigt, dass Arnica schon lange Zeit als Heilmittel bei Verletzungen bekannt ist. In der Homöopathie gilt sie als spezifisches Arzneimittel zur Behandlung aller äußerlichen oder innerlichen Beschwerden, die durch Stoß, Schlag, Sturz oder andere Traumata entstanden sind. Diese Arzneipflanze gehört zur Pflanzenfamilie der Korbblütler. Zur Herstellung der homöopathischen Arznei wird üblicherweise der Wurzelstock der Pflanze verwendet.

Wann ist Arnica anzuwenden?
Wenn Verletzungen der weichen Gewebe wie Haut, Muskeln oder Gehirn durch Schlag, Stoß oder Fall (stumpfe Verletzungen) entstanden sind, kann Arnica die Beschwerden

Mein Rat

Sollten Sie dennoch einmal keine sichere Entscheidung zwischen zwei möglichen Arzneimitteln treffen können, beginnen Sie die Behandlung getrost mit einem davon. Dann können Sie nach sorgfältiger Betrachtung der Reaktion gegebenenfalls das andere noch infrage kommende Arzneimittel anwenden.

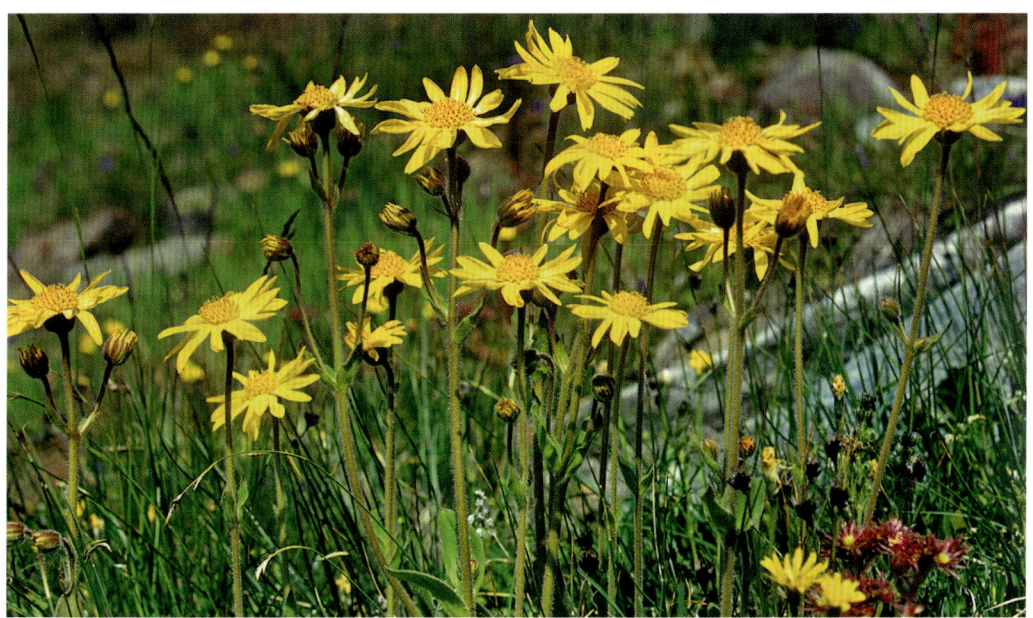

Die im Gebirge wachsende traditionelle Heilpflanze Arnica blüht im Frühsommer. Wer die aus ihr hergestellte Tinktur unverdünnt auf der Haut anwendet, riskiert Entzündungen mit Bläschenbildung.

lindern und den Heilungsverlauf beschleuni-
gen. Auch bei Verletzungen der großen Gelenke wie der Schulter oder der Hüfte hat sich
diese Arznei bewährt. Arnica ist zudem eine
passende Arznei, wenn durch die Verletzung
oder durch den Schmerz ein Kreislaufschock
ausgelöst wurde. Bei einem »blauen Auge«
durch stumpfe Gegenstände oder Sturz (zur
Sicherheit den Augenarzt aufsuchen!) hat
sich Arnica ebenso bewährt. Beschwerden
von Überanstrengung, wie etwa der Muskelkater, können bei Bedarf auch mit Arnica behandelt werden.
Die Anwendung von Arnicatinktur oder Arnica-
salbe auf der Haut kann zu Hautreizungen
führen. Bei der Anwendung von Globuli ist
das nicht beobachtet worden.

Typische Symptome auf einen Blick:
- Beschwerden durch Schlag, Stoß oder Fall
- Verletzung großer Gelenke (z. B. Schulter-
  gelenk)
- Beschwerden nach großer Anstrengung
- Blutergüsse, Blutungen
- »blaues Auge« nach einem Schlag
- Nasenbluten durch einen Schlag oder Sturz
- Überempfindlichkeit gegen Schmerzen

Im Unterschied zum Arzneimittel **Bellis
perennis** ist für Arnica der sichtbare Bluterguss charakteristisch, der zeigt, dass
die an der Körperoberfläche gelegenen
Teile verletzt sind.

- das Bett erscheint zu hart
- Angst vor Berührung und Annäherung

Schmerzempfindung:

- wundes, lahmes, gequetschtes, geprelltes Gefühl am ganzen Körper
- Zerschlagenheitsgefühl

Besser:

- durch Ruhe und im Liegen

Schlechter:

- durch Bewegung und durch Berührung

Belladonna (Tollkirsche)

Die giftige Pflanze, aus der Belladonna hergestellt wird, heißt mit genauem lateinischem Namen Atropa belladonna. Sie ist in unseren Wäldern heimisch und man kann sie dort an Wegrändern finden. Sie gehört zur Familie der Nachtschattengewächse. Der Hauptwirkstoff ist das Alkaloid Atropin. Zur Herstellung der homöopathischen Arznei werden die mit beginnender Blüte gesammelten oberirdischen Teile der Pflanze verwendet.

Wann ist Belladonna anzuwenden?

Belladonna ist in der Homöopathie ein sehr häufig angewendetes Arzneimittel, das bei vielen verschiedenen akuten Erkrankungen wie Fieber, Hals- und Ohrenentzündungen eingesetzt wird. Im Zusammenhang mit Verletzungen beim Sport wird es lediglich bei Beschwerden benötigt, die durch zu starke Sonneneinwirkung hervorgerufen worden sind (Hitzschlag und Sonnenstich). Solche Probleme können beim Bergwandern, Klettern

oder bei langen Läufen oder Radtouren in der Sonne auftreten.

Typische Symptome auf einen Blick:

- Gesicht rot und heiß und dabei kalte Hände und Füße
- Halsschlagader pulsiert sichtbar
- Puls voll, hart und schnell
- Erkrankungen beginnen plötzlich mit großer Heftigkeit
- Schmerzen kommen und gehen plötzlich
- große Empfindlichkeit gegen Licht, Geräusche, Berührung und Erschütterung
- erweiterte Pupillen
- trockener Mund, kein Durst

Schmerzempfindung:

- klopfende (pulsierende) Kopfschmerzen, schlimmer durch Gehen und Auftreten

Besser:

- durch Wärme, Ruhe, beim Aufsitzen

Schlechter:

- bei Bewegung, Berührung, durch Erschütterung, Licht und Geräusche

Bellis perennis (Gänseblümchen)

Das Gänseblümchen blüht in unseren Breiten überall auf Wiesen und Wegen von März bis Oktober. Es gehört wie Arnica zur Familie der Korbblütler. Zur Herstellung der Arznei wird die ganze Pflanze mit der Wurzel verwendet.

Wann ist Bellis perennis anzuwenden?

Die aus Gänseblümchen hergestellte homöopathische Arznei ist ähnlich wie Arnica bei

Verletzungen angezeigt. Bellis perennis ist zu bevorzugen, wenn vor allem tiefer liegende Gewebeschichten wie im Bauch oder Becken mit verletzt wurden. Ebenso hat sich diese Arznei bei Verletzungen der weiblichen Brust besonders bewährt.

Bellis perennis ist hilfreich, wenn der Körper nach der Verletzung zusätzlich plötzlich abgekühlt wurde (kalte Witterung).

Wenn mehrere Tage nach der Anwendung von Arnica eine schmerzhafte Schwellung bestehen bleibt, kann diese Arznei eingenommen werden.

Typische Symptome auf einen Blick:
- Verletzungen der tiefer liegenden Gewebe (Bauch und Becken)
- Verletzung der Brustdrüse
- abgeschlagen und müde
- innere Unruhe

Schmerzempfindung:
- große Schmerzen, wie wund und gequetscht

Besser:
- durch fortgesetzte Bewegung, Massage, Druck

Schlechter:
- durch kalte, nasse Witterung, zu Beginn der Bewegung

Zur Unterscheidung zu **Arnica** kann dienen, dass die mehr in der Tiefe gelegenen Schichten des Körpers verletzt wurden und eine rasche Abkühlung belastend hinzugekommen ist.

Bryonia (Zaunrübe)

Die weiße Zaunrübe ist eine seltene Pflanze. Sie tritt in Mittel- und Südeuropa an Hecken, Zäunen, Gebüschen und Waldrändern auf. Die rotbeerige Zaunrübe (Bryonia dioica) ist weitaus verbreiteter und gilt allgemein als gleichwertig in der Wirkung. Die Heilpflanze gehört zur Familie der Kürbisgewächse. Zur Herstellung der homöopathischen Arznei wird die Wurzel verwendet.

Wann ist Bryonia anzuwenden?

Beschwerden durch Schlag oder Stoß in den Bauch sowie Prellungen an den Gelenken und den Rippen lassen sich mit Bryonia wirkungsvoll behandeln, wenn sie sich durch geringste Bewegungen oder Erschütterungen verschlechtern. Dieses für Bryonia so typische Merkmal zeigt sich auch dadurch, dass die erkrankte Stelle mit der Hand gehalten wird oder dass das Liegen auf der kranken Stelle bessert. Beides bewirkt eine Ruhigstellung. Tritt nach einer Verletzung eine Stuhlverstopfung auf, kann dies ein weiterer Hinweis darauf sein, dass Bryonia die passende homöopathische Arznei für diese Verletzung ist.

Typische Symptome auf einen Blick:
- Beschwerden durch Schlag oder Stoß
- Verletzung von Gelenken, Rippen oder Bauch
- großer Durst auf große Mengen kalter Getränke
- Druck in der Magengegend mit der Empfindung eines Steins

- Verstopfung
- Reizbarkeit, abweisendes, mürrisches Verhalten

Schmerzempfindung:
- stechende, ziehende Schmerzen bei der geringsten Bewegung

Besser:
- durch Ruhe, festen Druck auf die schmerzende Körperpartie (Festhalten mit der Hand), Liegen auf der schmerzenden Seite

Schlechter:
- durch jede Bewegung und Erschütterung, auch beim Auftreten während des Gehens oder durch Husten oder Niesen

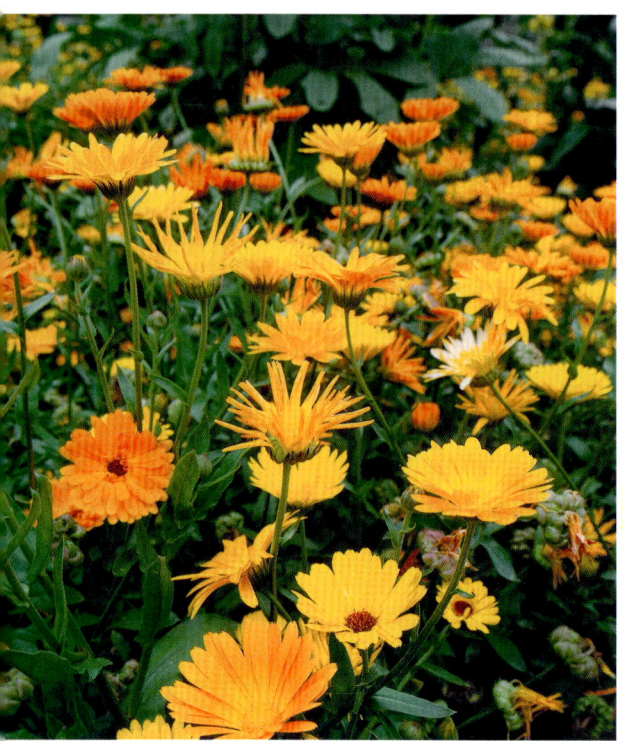

Die Ringelblume ist eine bewährte Heilpflanze bei Schürfwunden und Wunden mit Gewebeverlust.

Calendula (Ringelblume)

Calendula officinalis ist in Europa, Westasien und den USA verbreitet. Wie Arnica und Bellis perennis gehört auch die Ringelblume zu der Pflanzenfamilie der Korbblütler. Zur Herstellung der homöopathischen Arznei werden die zur Blütezeit gesammelten oberirdischen Teile der Pflanze verwendet.

Wann ist Calendula anzuwenden?

Calendula wird in der Homöopathie bevorzugt bei Schürf- und Risswunden verwendet. Auch bei Verletzungen, die mit Gewebeverlust verbunden sind, wird sie eingesetzt. Ihre Anwendung beschleunigt das Heilen dieser in der Regel langwierigeren Verletzungen der Haut. Die äußerliche Anwendung der aus der Pflanze gewonnenen Tinktur kann zu allergischen Reaktionen führen. Die Gabe der potenzierten Zubereitung in den Mund löst ab der Potenzstufe C 12, D 30 oder LM 6 keine allergischen Reaktionen aus.

Typische Symptome auf einen Blick:
- Schürfwunden
- Verletzungen mit zerrissenem Gewebe
- Muskel- und Sehnenriss

Cantharis (Spanische Fliege, Kanthariden)

Die gemeine Spanische Fliege (Lytta vesicatoria) ist ein glänzend gold-grüner Käfer. Wegen seines hautreizenden Inhaltsstoffes wurde der Käfer in der traditionellen Heilkunde zur Herstellung von blasenziehenden Pflastern verwendet. Auf dieser Eigenschaft, die Haut zu entzünden bis zur Entstehung von Blasen, gründet sich seine Anwendung in der Homöopathie bei Verbrennungen.

Zur Herstellung der homöopathischen Arznei wird der ganze getrocknete Käfer verwendet.

Wann ist Cantharis anzuwenden?

Das Homöopathikum eignet sich zur Linderung von Hautreizungen bei Verbrennungen und Verbrühungen oder bei Sonnenbrand, besonders wenn sich Blasen bilden. Blasen an den Füßen, die sich durch reibende Schuhe gebildet haben, benötigen ebenfalls das Arzneimittel Cantharis zur Linderung.

Typische Symptome auf einen Blick:
- Rötung der Haut
- Blasenbildung auf der Haut
- Schmerzen durch Verbrennung und Verbrühung
- große Unruhe

Schmerzempfindung:
- brennende Schmerzen

Besser:
- durch Ruhe und Wärme

Schlechter:
- durch Bewegung, Berührung

Hypericum (Johanniskraut)

Das Johanniskraut ist in unseren Breiten häufig an halbschattigen Orten, oft auch an Weg-

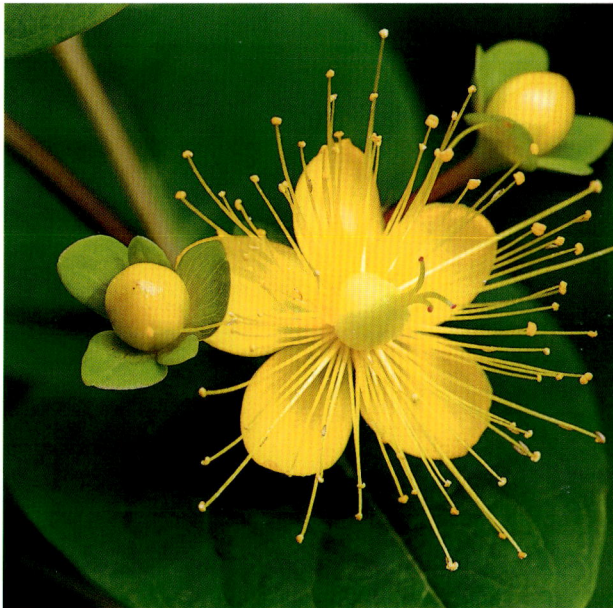

Das medizinisch verwendete Johanniskraut ist lange nicht so prächtig wie die hier zu sehende Zuchtform für den Garten.

rändern, zu finden. Es hat seinen Namen wohl daher, dass es in den Tagen um die Sommersonnenwende seine leuchtend gelben Blüten öffnet. Es gehört zur Familie der Johanniskrautgewächse. Zur Herstellung der homöopathischen Arznei wird die ganze Pflanze verwendet, die in der Blütezeit gesammelt wird.

Wann ist Hypericum anzuwenden?

Bei Verletzung besonders nervenreichen Gewebes, wie etwa den Fingerkuppen, den Lippen oder der Wirbelsäule, hat sich die Arznei Hypericum bewährt. Ganz allgemein können Splitter-, Stich- und Bisswunden sowie Quetschungen auch zur Behandlung mit Hypericum geeignet sein, wenn eine große Schmerzempfindlichkeit besteht und die Schmerzen von der verletzten Körperstelle ausstrahlen. Verletzungen des Rückgrats durch Fall und Erschütterung, zum Beispiel ein Sturz auf das Steißbein, sind bewährte Indikationen für Hypericum.

Hypericum kann bei äußerlichem und innerlichem Gebrauch von Tinktur oder Tee die Haut lichtempfindlich machen, weshalb nach der Einnahme das direkte Sonnenlicht zu meiden ist. Bei der Anwendung der potenzierten Arznei ist diese Vorsichtsmaßnahme nicht nötig.

Typische Symptome auf einen Blick:
- Quetschungen, Prellungen, Stauchungen (besonders der Wirbelsäule)
- Schnitt-, Stich- und Bisswunden, besonders wenn Nerven verletzt wurden
- Kopfschmerzen mit der Empfindung, als würde man hoch in die Luft gehoben (nach Sturz auf den Hinterkopf)
- große Schmerzhaftigkeit der verletzten Teile

Schmerzempfindung:
- starke, stechende oder schneidende (einschießende) Schmerzen
- Schmerzen ziehen an den Nerven entlang

> Eine Unterscheidung zur Arznei **Ledum**, die auch bei Stich- und Splitterverletzungen angezeigt sein kann, ergibt sich durch die große Schmerzhaftigkeit und das Ausstrahlen der Schmerzen im Nervenverlauf.

Ledum (Sumpfporst)

Der Sumpfporst (Ledum palustre) wächst in sumpfigen Gebieten Norddeutschlands, Skandinaviens, Russlands, im Norden Asiens und in Nordamerika. Die Pflanze gehört zur Familie der Erikagewächse. Für die Herstellung der homöopathischen Arznei werden die getrockneten jungen Sprosse der Pflanze verwendet.

Wann ist Ledum anzuwenden?

Verletzungen durch Stich, Schlag oder Quetschungen können die Arznei Ledum benötigen. Ihr Einsatzgebiet ist auch die Behandlung von Gelenkverletzungen, besonders der kleinen Gelenke (Finger, Zehen), mit Blutung oder einem Hämatom. Sie hat sich besonders bewährt, wenn sich der Bluterguss nicht auflöst, sondern bunte Farben zeigt. Deshalb kommt Ledum häufig nach der Behandlung mit Arnica zum Einsatz. Bei einem »blauen Auge« durch einen Schlag oder einen Ball ist es ein bewährtes Arzneimittel.

Die Arznei wird auch bei Insektenstichen angewendet und bewirkt in der Regel sogar bei Bienen- und Wespenstichen eine verblüffende Linderung der Beschwerden. Auch Bissverletzungen durch Nager, Hunde oder Katzen können mit der Arznei Ledum begleitend behandelt werden.

Typische Symptome auf einen Blick:
- Quetschung, Verstauchung der kleinen Gelenke (Finger, Zehen) mit Blutung oder Hämatom
- Verletzung des Knöchels

Im Unterschied zur Arznei **Hypericum,** die auch bei Stich- oder Bissverletzungen angezeigt sein kann, fehlt die große Schmerzempfindlichkeit. Im Unterschied zu **Rhus toxicodendron** und **Ruta** verschlechtert Bewegung.

- Insektenstiche
- der Bluterguss verfärbt sich bunt
- »blaues Auge«
- Kälteempfindung in der Umgebung der Verletzung
- die Bettwärme ist an den verletzten Körperstellen unerträglich
- kalte Umschläge bessern die Beschwerden

Schmerzempfindung:
- Schmerz wie zerschlagen und wund

Besser:
- durch kalte Umschläge

Schlechter:
- durch Bewegung (Gelenkschmerzen), durch Wärme, im Bett

Rhus toxicodendron (Giftsumach)

Die Pflanzen Rhus toxicodendron und Rhus radicans werden als Giftsumach oder Giftefeu bezeichnet. Sie sind im nordamerikanischen Raum und Ostasien beheimatet. Alle Pflanzenteile sind giftig. Schon der bloße Hautkontakt führt zu Hautreizungen mit Bläschenbildung und kann zu milderen Vergiftungssymptomen führen. Die Pflanzen gehören zur Familie der Sumachgewächse.

Zur Herstellung der homöopathischen Arznei werden die Blätter verwendet.

Wann ist Rhus toxicodendron anzuwenden?

Das bevorzugte Einsatzgebiet dieses homöopathischen Arzneimittels sind Verletzungen der Sehnen und Bänder, besonders wenn sie in der Folge von Verstauchung und Zerrung entstanden sind. Auch bei Folgen von Überanstrengung, zum Beispiel bei einem Hexenschuss nach Verheben oder Überheben, ist dieses Arzneimittel angezeigt.

Typische Symptome auf einen Blick:
- Folgen von Zerrungen, Überanstrengung
- Verletzung von Sehnen und Bändern

Mein Rat

- Zur Abklärung schwerwiegenderer Verletzungen am Auge sollte unbedingt der Augenarzt konsultiert werden.
- Bei Bissverletzungen besteht die Gefahr einer Infektionsübertragung. Deshalb sollte die Wunde ärztlich versorgt werden.
- Beachten Sie bei Stichwunden durch scharfe spitze Gegenstände (Nägel, Splitter), dass diese Verletzungen die Gefahr der Blutvergiftung haben und dass gegebenenfalls sofort ein Arzt aufzusuchen ist. Auch die Gefahr des Wundstarrkrampfs, einer Infektionskrankheit, die durch den Tetanuserreger hervorgerufen wird, ist bei solchen Verletzungen gegeben.

Die Unterscheidung zu den Arzneien **Ruta** oder **Ledum** kann schwierig sein. Sind die Schmerzen von der Empfindung reißend oder wie zerrissen geprägt, ist dies ein Hinweis auf die Arznei Rhus toxicodendron. Die typische Verschlimmerung zu Beginn der Bewegung mit darauffolgender Besserung (typisch bei Verletzung von Bändern und Sehnen) weist ebenso auf Rhus toxicodendron hin.

- Schmerzen sind in Ruhe und am Anfang der Bewegung schlimmer und bei fortgesetzter Bewegung besser
- Unruhe
- großer Bewegungsdrang
- Ruhelosigkeit, muss sich im Bett bewegen oder aufstehen

Schmerzempfindung:
- reißende Gelenk- und Muskelschmerzen
- Schmerz wie zerrissen

Besser:
- durch Wärme, warme Auflagen, Massagen, Bewegung

Schlechter:
- in Ruhe, durch Kälte, nachts und im Bett

Ruta (Weinraute)

Ruta graveolens ist in Italien und auf der Balkanhalbinsel heimisch und wird in unseren Gärten angebaut. Die Blätter schmecken aromatisch. Bekannt ist der mit Weinraute aromatisierte Grappa. Ruta gehört zur Familie der Rautengewächse. Zur Herstellung der homöopathischen Arznei wird das frische, vor Beginn der Blüte gesammelte Kraut verwendet.

Wann ist Ruta anzuwenden?

In der Homöopathie gilt Ruta als wichtiges Mittel bei Prellungen an Körperteilen, wenn direkt der Knochen beziehungsweise die Knochenhaut betroffen ist. Die Arznei hat ebenso einen Bezug zur Gelenkkapsel. Sie kann auch bei Gelenkverletzungen angezeigt sein, die ähnliche Symptome aufweisen wie die, die für das Arzneimittel Rhus toxicodendron wahlanzeigend sind.

Typische Symptome auf einen Blick:
- Prellung der Knochen (Schienbein, Rippen, Knochen um das Auge herum)
- harte Schwellungen bleiben nach einer Verletzung bestehen (an Sehnen oder der Gelenkkapsel)
- Sehnen springen bei Bewegung des entsprechenden Körperteils
- die verletzten Körperteile sind kraftlos, müde

Schmerzempfindung:
- Gefühl, wie zerschlagen oder überanstrengt zu sein
- Gefühl, als ob ein Knochen im betroffenen Körperteil zerbrochen wäre

Besser:
- durch leichte Bewegung

Schlechter:
- zu Beginn einer Bewegung
- beim Liegen auf den verletzten Körperteilen

Sind Gelenke bei Verletzungen mitbetroffen, kann die Unterscheidung zu **Rhus toxicodendron** oder auch zu **Ledum** schwierig sein. Scheinen die Knochenhaut oder gar der Knochen (Rippen, Schienbein) mitbetroffen zu sein, spricht das besonders für Ruta. Die Müdigkeit ist ein weiteres Merkmal, das bei der Unterscheidung helfen kann.

Mein Rat

- Vorsicht! Augenverletzungen sollten Sie vom Augenarzt abklären lassen.
- Besteht Verdacht auf einen Knochenbruch, muss dies ein Arzt abklären. Schmerzen und die Heilung können mit Homöopathie begleitend behandelt werden.

Symphytum (Beinwell)

Der auch in Europa heimische Beinwell hat eine lange Tradition in der Anwendung zur Heilung von Knochenbrüchen und zur Wundheilung. Die Pflanze gehört zur Familie der Raublattgewächse. Für ihre Wirkung wird heute dem Inhaltsstoff Allantoin große Bedeutung beigemessen. Er soll die Zellteilung anregen. Allantoin ist auch Bestandteil moderner Heilsalben. Zur Herstellung der homöopathischen Arznei wird die frische, vor der Blütezeit der Pflanze geerntete Wurzel verwendet.

Wann ist Symphytum anzuwenden?
Symphytum ist bewährt zur Unterstützung der Heilung von Knochenbrüchen. In Untersuchungen wurde eine verbesserte Kallusbildung (Knorpelgewebe, das den Heilungsprozess begleitet) beobachtet. Auch konnte eine rasche und stabile Heilung von schlecht oder nur langsam heilenden Knochenbrüchen festgestellt werden. Seine schmerzlindernde Wirkung bei Brüchen wird auf seine Wirkung auf die Knochenhaut bezogen. Es hat sich auch bei

Verletzungen des Auges bewährt, wenn Schmerzen im Augapfel empfunden werden.

Typische Symptome auf einen Blick:
- Schmerzen infolge von Knochenbrüchen
- schlecht heilende Knochenbrüche aufgrund mangelnder Kallusbildung
- Augenverletzung verursacht Schmerzen, die im Augapfel empfunden werden.

Schmerzempfindung:
- Schmerzen wie zerschlagen

Schlechter:
- durch Berührung und Bewegung

Wie Symphytum hat die Arznei **Ruta** einen ähnlichen Bezug zum Knochen und zur Knochenhaut. Wenn sich nicht etwa durch die Lokalisation (Augenumgebung) weitere Hinweise zur Entscheidung zwischen diesen beiden Arzneimitteln ergeben, könnte zuerst die Arznei Ruta gegeben werden. Nach deren Wiederholung und Nachbeobachtung, je nachdem wie die Wirkung sich zeigt, kann die Arznei Symphytum angeschlossen werden.

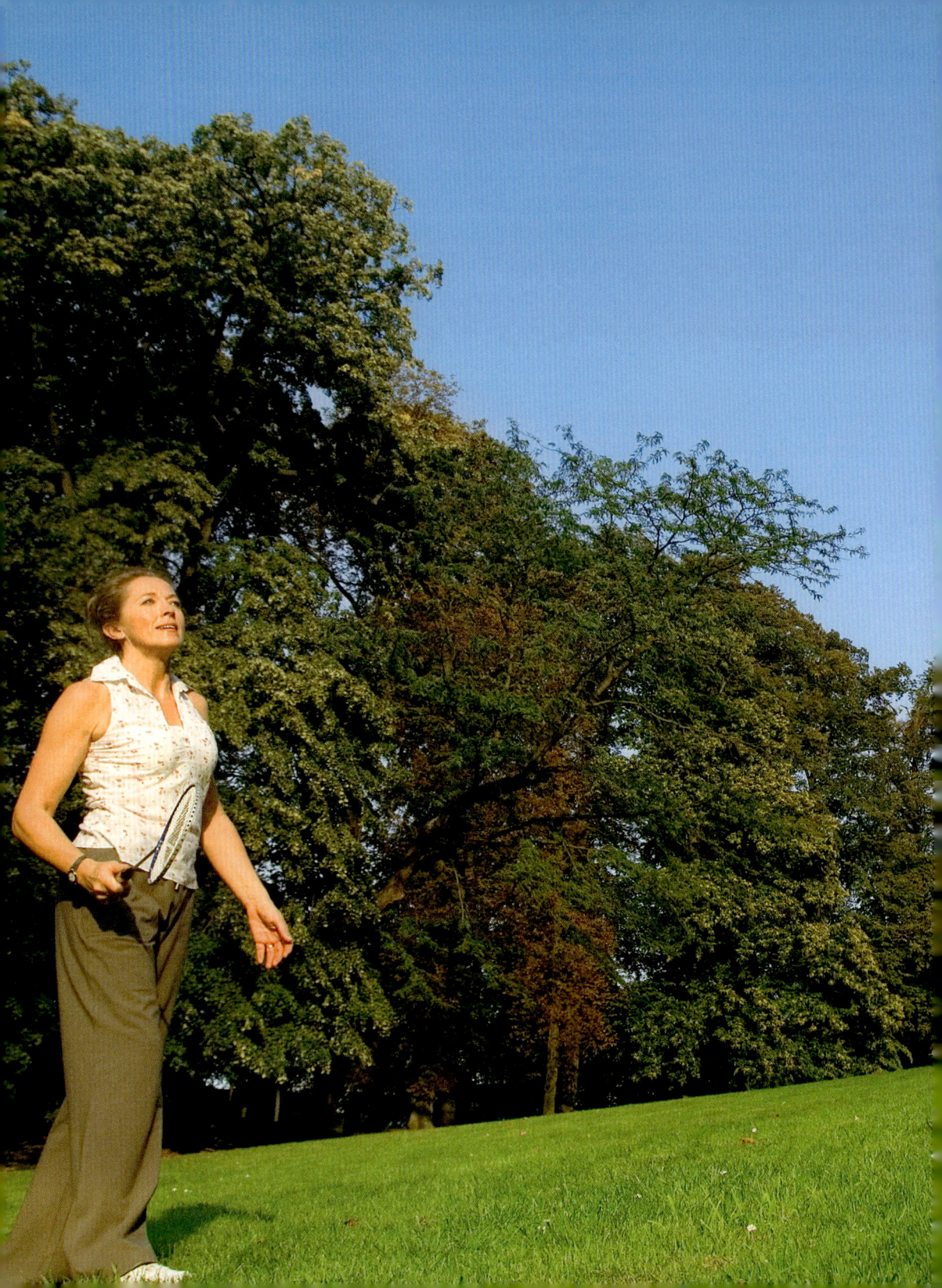

Tipps für ungetrübten Spaß am Sport

Auch wenn die Wirkung der homöopathischen Arzneimittel verblüffend

effektiv ist, sind der Selbstbehandlung dort Grenzen gesetzt, wo grund-

sätzliche Fehler beim Ausüben des Freizeitsports zu Überbelastungen

oder Verletzungen führen. Daher nun ein paar wichtige Hinweise für

Ihr Training, die Ihnen helfen sollen, dass es gar nicht erst so weit kommt.

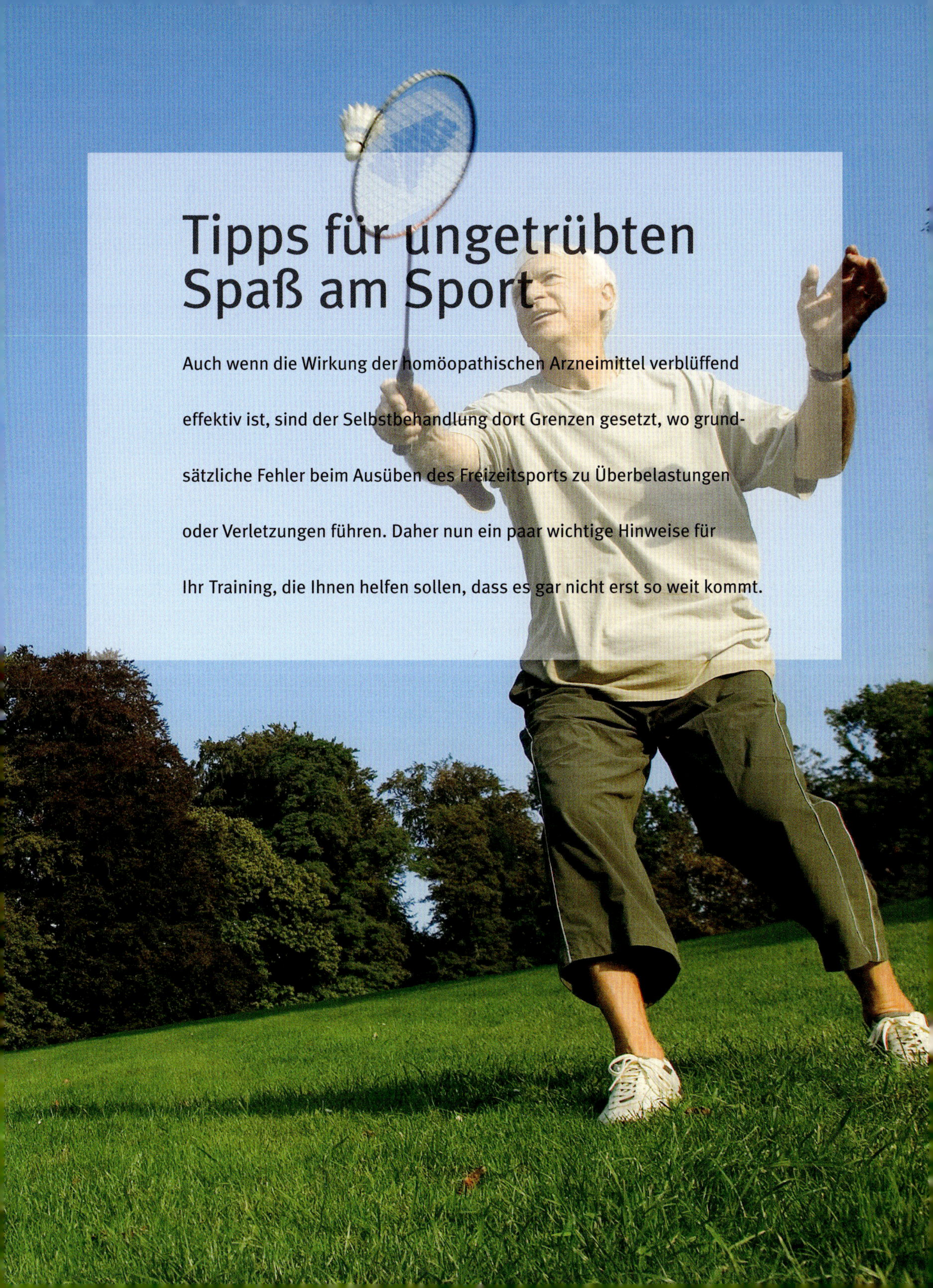

Richtige Ausrüstung und optimaler Trainingsaufbau

Damit Sie bei Ihren sportlichen Aktivitäten ungetrübten Spaß haben und auch eine angemessene Leistungssteigerung erleben, sind eine gute Ausrüstung und ein vernünftiger Trainingsplan wichtige Voraussetzungen.

Ausrüstung

Egal welche Sportart Sie ausüben, eine gute Ausrüstung hilft Verletzungen zu verhüten und steigert Ihre Freude an der Bewegung. Achten Sie beim Kauf von Wander- und Laufschuhen unbedingt darauf, dass Ihre Zehen genügend Platz haben. Beim Abrollen des Fußes verkürzt sich der Raum zwischen den Zehenspitzen und der Schuhspitze. Wenn Ihr Schuh in der Größe zu knapp gewählt ist, führt das unweigerlich zu Reibung an den Zehen. Die Haut wird wund und es können sich Blasen und Blutergüsse bilden. Sollte ein guter und passend gekaufter Schuh dennoch eine Druckstelle verursachen, kann Ihnen ein versierter Schuhmacher helfen, indem er den Schuh an den betreffenden Stellen weich klopft.
Bei vielen Sportarten muss der Schuh eine gute Dämpfung aufweisen und dem Fuß gleichzeitig einen guten Halt geben. Egal für welchen Sport Sie Schuhe benötigen: Es lohnt sich, wenn Sie fachkundige Hilfe beim Schuhkauf in Anspruch nehmen.
Dies gilt selbstverständlich auch für die Anschaffung von sämtlichen anderen Sportausrüstungsgegenständen wie beispielsweise

Rollerblades oder eine Skiausrüstung. Richtig eingestellte Skibindungen schützen vor den häufig zu beklagenden Knieverletzungen bei Stürzen. Rückenschmerzen können vermieden werden, wenn Ihr Fahrrad passend zu Ihrer Körpergröße gekauft und eingerichtet wird. Grundsätzlich gilt: Gehen Sie für den Kauf von Sportausrüstung zu einem spezialisierten Fachhändler, der Sie gut beraten kann. Viele Freizeitsportarten erfordern zudem eine Schutzkleidung. Der Helm beim Radfahren ist heute eine Selbstverständlichkeit und setzt sich auch beim Skifahren immer mehr durch. Auch beim Skaten (Rollerbladen) sollte die Schutzausrüstung konsequent angelegt werden. Sie besteht aus Knie-, Ellenbogen- und Handgelenksschutz sowie einem Helm. Achten Sie beim Kauf der Schutzkleidung darauf, dass sie gut passt. Nur dann kann sie ihre Funktion richtig erfüllen. Die Bedeutung von Schutzkleidung für Sportarten wie Eishockey, American Football, Rugby oder Fechten versteht sich von selbst.

Aber nicht nur die Schutzkleidung, sondern auch die sonstige Kleidung hat für den Sport in mehreren Bereichen eine wichtige Bedeutung. Zum einen kann geeignete Kleidung ein Wundreiben gefährdeter Hautstellen verhüten helfen. Vorrangig ist aber für die meisten Sportler der Faktor, sich mit der Kleidung angemessen vor den unterschiedlichen Witterungseinflüssen zu schützen. Ganz schnell können Sie sich eine Erkältung holen, wenn Sie nach einer schweißtreibenden Anstrengung durch kalte Luft abgekühlt werden. Auch eine Durchnässung durch Regen kann Sie krank machen. Moderne Funktionskleidung beugt dem Auskühlen bei nassem, kaltem Wetter oder dem Überhitzen bei hohen Temperaturen vor.

Im Winter und in den Bergen ist unbedingt auf angemessene Kleidung zu achten, die Sie vor Kälte schützt. So können Sie Erfrierungen vermeiden helfen. Es ist auch notwendig, sich auf starke Sonneneinwirkung einzustellen. Eine Schirmmütze beugt Sonnenstich und Sonnenbrand im Gesicht vor. Vergessen Sie auch nicht die Sonnenschutzpräparate mit dem richtigen Lichtschutzfaktor und die Sonnenbrille.

Zeckenschutz

Durch das Tragen von entsprechender Kleidung verringern Sie zudem das Risiko, von Zecken gebissen zu werden, und damit die Gefahr, an Borreliose oder einer Gehirnhautentzündung (FSME) zu erkranken. Da sich Zecken im Gras und in Sträuchern aufhalten, wird empfohlen, die Hosenbeine eng an den Strümpfen zu schließen, damit keine Zecken an den Beinen hochkrabbeln können. Auch die Anwendung von Repellents, das sind Präparate zum Einreiben, die durch ihren Duft Zecken fernhalten, wird als Schutzmaßnahme empfohlen. Da Körperschweiß riecht, wenn er von Bakterien zersetzt wird, und dieser Geruch Zecken anlocken soll, sind frisch gewaschene Sport- und Wanderkleidung und eine gute Körperhygiene ratsam.

Trainingsaufbau

Ein guter Trainingsaufbau ist wichtig, um eine jedem einzelnen Menschen angemessene Leistungssteigerung zu verwirklichen. So können Überforderungen von Muskeln und Kreislauf verhütet werden und damit gelingt es auch, das Verletzungsrisiko niedrig zu halten. Wie das für den einzelnen Sport genau aussehen kann, finden Sie in einem der mannigfaltigen Ratgeber zu diesem Thema, wie sie unter anderem auch der BLV-Verlag herausgibt. Hier finden Sie allgemeingültige wichtige Regeln.

Vorbereitung Ihres Körpers

- Bei Sportarten, die Sie nur zu bestimmten Jahreszeiten ausüben können, wie zum Beispiel das Skifahren, ist es zu empfehlen, sich auf den Sport vorzubereiten.
- Bei dieser Vorbereitung sollen Muskeln, die für Bewegungen in dieser Sportart wichtig sind und im Alltag kaum benötigt werden, trainiert werden – eine wichtige Maßnahme, um Muskelkater und Verletzungen vorzubeugen! Skigymnastik ist sicher allen ein Begriff.

Aufwärmtraining

- Sie haben die Möglichkeit, Verletzungen zu vermeiden. Das Aufwärmen vor dem Training trägt dazu ganz wesentlich bei.
- Die Muskulatur wird besser durchblutet und für die Anforderungen beim Sport vorbereitet.

Mein Rat

- Das Aufwärmen vor dem Training und das Dehnen nach dem Training sollten für jeden Freizeitsportler eine Selbstverständlichkeit sein.
- Hören Sie auf Ihren Körper, wenn er Ihnen signalisiert, dass es ihm zu viel wird, und machen Sie eine Trainingspause.

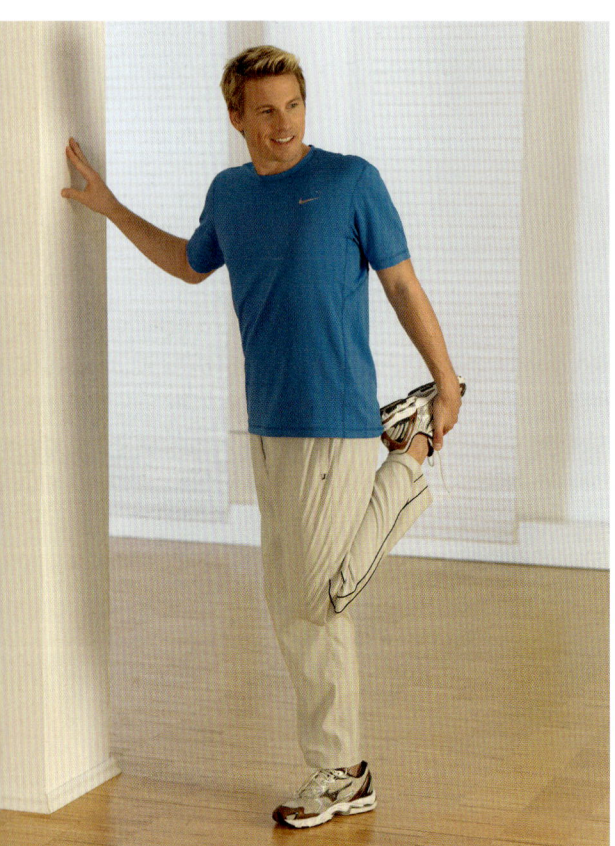

Dehnung der Beinstreckmuskulatur: besonders wichtig bei Ausdauersportarten wie beispielsweise Laufen

- Stärkere Belastungen können so unbeschadet überstanden werden.

Dehnen

- Das Dehnen am Ende der sportlichen Aktivitäten, besonders bei Ausdauersportarten, dient dazu, Muskulatur, Sehnen und Bänder gesund zu erhalten.
- Nehmen Sie sich mindestens 5 bis 10 Minuten Zeit, um entsprechende Dehnübungen am Ende des Trainings durchzuführen.

Trainingspensum

- Sportärzte empfehlen beim Freizeitsport häufige Trainingseinheiten, die nicht allzu anstrengend sein sollten. Für bereits trainierte Dauerläufer zum Beispiel können 4 bis 6 lockere Läufe pro Woche mit einer Dauer von jeweils etwa 45 Minuten empfohlen werden. So erreichen Sie eine Leistungssteigerung, ohne sich zu quälen.
- Achten Sie unbedingt auf die Signale Ihres Körpers und passen Sie Ihr Trainingspensum entsprechend an. Sportmediziner haben beobachtet, dass ernsteren Muskelverletzungen oft kleine, kaum beachtete Verletzungen vorausgegangen sind. Eine Trainingspause oder ein deutlich geringeres Trainingspensum hätten die ernste Verletzung in der Folge verhüten können.
- Gewöhnen Sie Ihren Körper nach einer krankheits- oder verletzungsbedingten Trainingspause und nach einer Reise langsam an Ihr übliches Pensum, denn die Muskulatur ist sonst schnell überfordert.

Was im Krankheitsfall und bei der Ernährung wichtig ist

Eine gesunde Ernährung ist eine der wichtigsten Voraussetzungen, damit Menschen gesund bleiben. Was Sport treibende Menschen in Bezug auf Krankheiten beachten sollten, finden Sie im Folgenden. Daran anschließend wird auf die Rolle der Ernährung eingegangen.

Krankheiten

Akute Infekte

Akute Infektionskrankheiten belasten den Organismus. Sie beeinträchtigen die körperliche und geistige Leistungsfähigkeit. Deshalb ist es dann notwendig, die sportlichen Aktivitäten stark einzuschränken oder ganz zu pausieren. Wer das nicht beachtet, geht nicht nur ein höheres Verletzungsrisiko ein, sondern gefährdet seine Gesundheit. Auch die Einnahme von fiebersenkenden, entzündungshemmenden oder schmerzstillenden Arzneimitteln und gleichzeitiges Betreiben von Sport schließen sich aus, denn das erhöht nochmals die Gefahr der Schädigung des Organismus. Jede Krankheit muss erst komplett auskuriert sein, bevor Sie wieder Sport treiben!
So versteht es sich auch von selbst, dass Sie nach einem gerade überstandenen fiebrigen Infekt aus Vernunftgründen nicht an Wettkämpfen teilnehmen – auch wenn das wegen langer Vorbereitungszeiten und sonstiger Gründe dem einen oder anderen vielleicht

sehr schwerfällt. Aber Ihre Gesundheit sollte es Ihnen Wert sein!
Für die Behandlung akuter Erkrankungserscheinungen können ebenfalls homöopathische Arzneimittel angewendet werden. Auch dabei müssen Sie unbedingt die Grenzen der Selbstbehandlung beachten und bei andauernden Beschwerden oder ernsteren Krankheitserscheinungen einen Homöopathen oder Ihren Arzt aufsuchen. Die nötigen Informationen dazu finden Sie zum Beispiel in dem BLV-Ratgeber »Homöopathie – So heile ich mich selbst« (siehe unter Literatur Seite 78).

Chronische Grunderkrankungen

Wenn Sie an einer chronischen Gesundheitsstörung leiden, müssen Sie auf weitere Aspekte achten. Krankheiten können den Stoffwechsel oder die Durchblutung beeinflussen und so zu Einschränkungen der körperlichen Leistungsfähigkeit führen. Für sportliche Aktivitäten gelten dann im Einzelnen bestimmte Regeln.
Ebenso können veranlagte oder erworbene Veränderungen des Skeletts Probleme beim Sport bedingen. Ihr Arzt oder ein Sportarzt berät Sie, kann Ursachen entdecken und Lösungen anbieten.

Abnahme der Leistungsstärke

Ein gesundheitliches Problem, über das manche sportlich aktiven Menschen klagen, ist eine Abnahme ihres Leistungsvermögens. Obwohl ein guter Trainingsplan eingehalten wird und eine ständige Überforderung als Ursache dafür ausgeschlossen werden kann, bleibt eine Leistungssteigerung aus. Es kann sogar mehr noch zu einer zunehmenden Schlappheit und Müdigkeit kommen. Eine mögliche Ursache dafür kann in einem Mangel an Mineralien liegen. Besonders ein Mangel an Kalium soll zu einer Leistungsschwäche führen können. In der Regel kommt es bei einer ausgewogenen Ernährung auch beim sportlich aktiven Menschen nicht zu Mangelerscheinungen. Wenn allerdings beispielsweise eine Läuferdiarrhöe besteht oder vorangegangene Magen-Darm-Infekte zum Verlust von Körpersäften führten, kann das Defizite hervorrufen. Dann lohnt es sich, einmal ein Mineralstoffpräparat einzunehmen. Dabei ist einer Mischung von allen für den Organismus wichtigen Mineralien der Vorzug zu geben. Denn auch wenn möglicherweise ein bestimmtes Mineral für die Leistungsschwäche verantwortlich ist, sind es doch viele verschiedene, die verloren gegangen sind, und es ist sinnvoll, alle zu ergänzen. Fragen Sie Ihren Arzt oder Heilpraktiker oder lassen Sie sich in Ihrer Apotheke beraten. In der Regel werden Sie in kurzer Zeit eine positive Wirkung auf Ihr Befinden bemerken, wenn tatsächlich ein Mangel an Mineralien die Ursache war.

Ernährung

Auch wenn Sie viel Sport treiben, sind spezielle Regeln für Ihre Ernährung im Allgemeinen nicht notwendig. So wie für alle Menschen ist eine abwechslungsreiche und ausgewogene Ernährung zu empfehlen. Gemüse und Obst sind wichtige Vitamin- und Mineralienlieferanten und sollten so oft wie möglich auf Ihrem Speiseplan stehen. Fleisch, Fisch, Geflügel, Eier und Milchprodukte liefern das notwendige Eiweiß. Es ist empfehlenswert, verschiedene eiweißreiche Nahrungsmittel in einer Mahlzeit zu kombinieren. Den höheren Energiebedarf des Organismus, der sich dadurch bemerkbar macht, dass Ihre sportliche Betätigung zu größerem Hunger führt, können Sie mit ausreichender Aufnahme von kohlehydrathaltigen Nahrungsmitteln decken. Achten Sie darauf, dieses Hungergefühl mit einem vernünftigen Nahrungsangebot zu befriedigen. Allzu gerne greifen Sportler zu Süßigkeiten, die besser gemieden werden. Nudeln, Reis, Brot und Nahrungsmittel aus anderen Getreidearten, Gemüse wie Kartoffeln und Karotten sowie Obst sind die bessere Alternative. Bevorzugen Sie frische Lebensmittel und greifen Sie nur ausnahmsweise zu Konserven. Auch die Flüssigkeit, die der Organismus durch Schwit-

Mein Rat

Sollten sich Ihre Beschwerden nicht in wenigen Tagen erkennbar bessern, wenden Sie sich umgehend an einen Arzt. Der kann sicherstellen, dass es sich nicht um eine ernstere Erkrankung handelt, die diese Beschwerden hervorruft.

zen verliert, müssen Sie durch ausreichendes Trinken ersetzen, am besten durch Wasser.

Ernährung bei Wettkämpfen

Für die Ernährung bei Wettkämpfen wie Radrennen oder Marathonläufen sind Bananen als Elektrolyt- (Salze wie Kalium, Magnesium, Calcium usw.) und Energielieferant sowie kohlensäurefreies Wasser zum Ergänzen des Flüssigkeitsverlustes sehr gut geeignet. Die von der Industrie angebotenen isotonischen Energiegetränke sind nicht immer nach den neuesten Erkenntnissen der Forschung zusammengesetzt. Heute weiß man, dass der Verlust von Magnesium durch das Schwitzen bei sportlichen Anstrengungen nicht zu akutem Mangel an Magnesium führt. Getränke mit hohem Magnesiumgehalt können – bei Wettkämpfen getrunken – unter Umständen sogar Magenkrämpfe hervorrufen. Die Einnahme von Mineralstoffen ist als Ergänzung zur Ernährung bestenfalls dann sinnvoll, wenn die Aufnahme aus der Nahrung nicht ausreicht.
Hier sollte darauf geachtet werden, dass nicht nur ein oder zwei Mineralien gezielt ergänzt werden wie etwa Magnesium oder Calcium, sondern dass möglichst alle für unseren Körper wichtigen Mineralien und Spurenelemente enthalten sind (siehe auch unter »Abnahme der Leistungsstärke« auf Seite 75 f.).
Die Aufnahme von zuckerhaltigen Getränken, um dem Ausdauersportler bei langen Trainingseinheiten, bei Wettkämpfen oder auch bei ausgedehnten Berg- oder Skitouren weitere Energie für die Muskelarbeit zur Verfügung zu stellen, hat Tücken. Traubenzucker

und andere Zuckerstoffe, die aus ein oder zwei Zuckergrundbausteinen bestehen (Mono- oder Disaccharide), werden zwar schnell in den Körper aufgenommen, führen aber durch einen rasch ansteigenden Blutzuckerspiegel zu einer erhöhten Insulinausschüttung und auf diese Weise zu einem Blutzuckerabfall. Statt eines höheren Leistungsvermögens spürt der Sportler zunehmende Müdigkeit. Geeigneter für die notwendige Energiezufuhr im Training oder Wettkampf ist die Aufnahme von Zuckerstoffen, die aus 3 bis 10 Bausteinen (Oligosaccharide) bestehen. Maltodextrin ist ein solcher Zucker. Die Banane ist deshalb – neben den Mineralien, die sie enthält – auch ein gut geeigneter Energielieferant.

Wenn Sie weiterführende Informationen zu diesen Themen suchen, dann lassen Sie sich von Ihrem Arzt eingehend beraten.

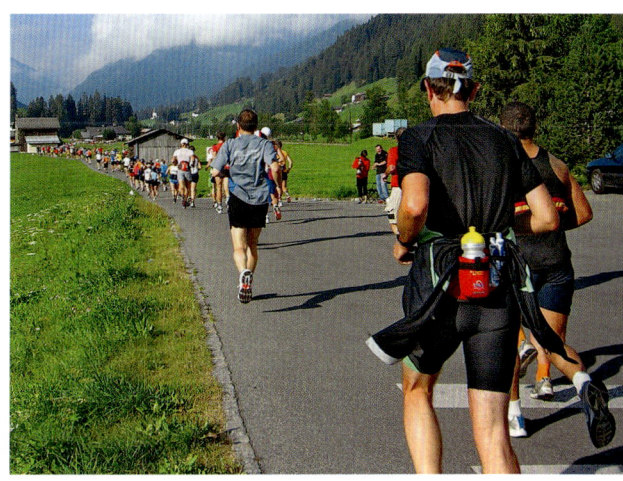

Der Ernährung in Wettkämpfen bei Ausdauersportarten kommt eine große Bedeutung zu.

Stichwortverzeichnis

Empfehlenswerte Literatur

Bücher, die weitergehende Informationen bieten und die für die Erstellung dieses Ratgebers herangezogen wurden, finden Sie hier:

Dingler, Amalie (Hrsg.): Homöopathische Reiseapotheke. Werner Dingler Verlag, Konstanz, 2005

Kleinmann, Dieter: Laufnebenwirkungen. Deutscher Ärzte-Verlag, Köln, 2006

Kovács, Heike/Rissel, Roger: Homöopathie – So heile ich mich selbst. BLV Buchverlag, München, 2008

Rost, Richard (Hrsg.): Lehrbuch der Sportmedizin. Deutscher Ärzte-Verlag, Köln, 2002

Schmidt, Josef M.: Taschenatlas Homöopathie in Wort und Bild. Grundlagen, Methodik und Geschichte. Haug Verlag, Heidelberg, 2001

Wischner, Mathias: Was ist Homöopathie? KVC-Verlag, Essen, 2003

Hilfreiche Adressen

BKHD e.V. (Bund Klassischer Homöopathen Deutschlands)
Schäftlarnstraße 162
81371 München
Tel.: 089/20 33 26 01
info@bkhd.de
www.bkhd.de

DGKH e.V. (Deutsche Gesellschaft für klassische Homöopathie)
Saubsdorfer Straße 9
86807 Buchloe
Tel.: 08241/91 16 80
Fax: 08241/91 17 02
info@dgkh-homoeopathie.de
www.dgkh-homoeopathie.de

DZVhÄ e.V. (Deutscher Zentralverein homöopathischer Ärzte)
Am Hofgarten 5
53113 Bonn
Tel.: 0228/242 53 30
Fax: 0228/242 53 31

Über den Autor

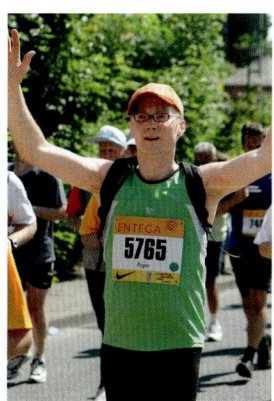

Roger Rissel ist als ausgebildeter Heilpraktiker und Homöopath seit mehreren Jahren selbstständig in der Praxis tätig. Er ist Ausdauerläufer und nimmt an Marathon-Wettkämpfen teil. Seine Behandlungserfahrungen an sich selbst, seinen sportbegeisterten Kindern und an Patienten sowie die Erfahrungen von Kolleginnen und Kollegen sind in diesen Ratgeber eingeflossen.

Bibliographische Information der
Deutschen Bibliothek

Die Deutsche Bibliothek verzeichnet diese Publikation in der Deutschen Nationalbibliographie; detaillierte bibliographische Daten sind im Internet über http://dnb.ddb.de abrufbar.

BLV Buchverlag GmbH & Co. KG
80797 München

Printed in Germany
ISBN 978-3-8354-0425-0

Bildnachweis:
Devanne, Philippe (Fotolia.com): S. 2/3; Eppele, Klaus (Fotolia.com): S. 77; Frischmann, Tom: S. 79; Haist, Oryk: S. 31; Jump: S. 14; Jupiter: S. 36/37; Kzenon (Fotolia.com): S. 7; Look: S. 1, 4, 17, 22; Mauritius: S. 27; Michels, Nadine: S. 5, 51; Okapia: S. 58/59; Panthermedia: S. 65; Reinhard Tierfoto: S. 61, 64; Seer, Ulli: S. 74; TPH Peter Widmann: S. 8/9; Vario Images: S. 70/71; Grafiken: Jörg Mair

Umschlagfotos:
Vorderseite: George Doyle/Getty images, Einklinker: Gregor Schuster/Getty images; Rückseite: Look

Lektorat: Maritta Kremmler/Barbara Wickenburg
Herstellung: Rosemarie Schmid
DTP: Satz+Layout Peter Fruth GmbH, München

Hinweis
Das vorliegende Buch wurde sorgfältig erarbeitet. Dennoch erfolgen alle Angaben ohne Gewähr. Weder Autor noch Verlag können für eventuelle Nachteile oder Schäden, die aus den im Buch vorgestellten Informationen resultieren, eine Haftung übernehmen.

Zur Selbstbehandlung

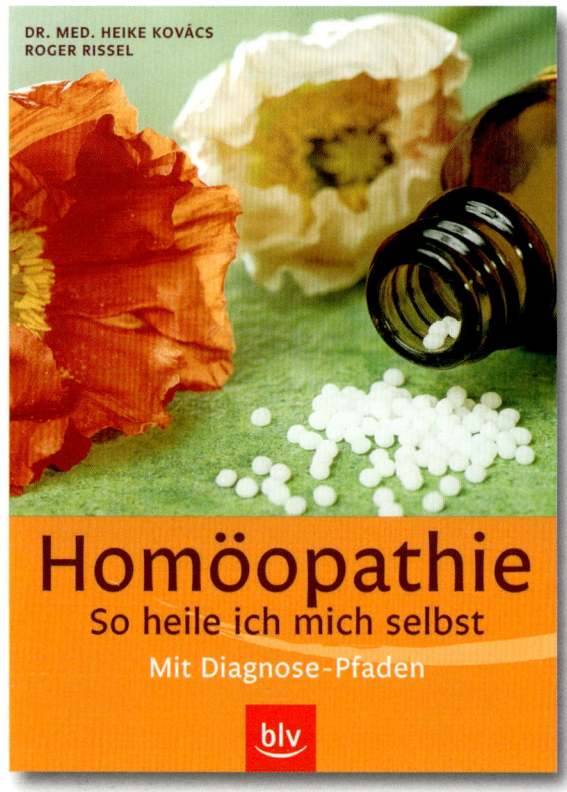

Dr. med. Heike Kovács/Roger Rissel
Homöopathie – So heile ich mich selbst
Zur Selbstbehandlung mit Homöopathie – das Hausbuch für die ganze
Familie: häufige Erkrankungen vollständig ausheilen; ganz einfach:
ausgehend vom Symptom per Diagnose-Pfad das richtige Mittel finden.
ISBN 978-3-8354-0310-9

Bücher fürs Leben.